CONTENTS
Art of Nursing

検査の看護にのぞむあなたへ
- オリエンテーションにあたって …………… 4
- 検査中・検査後の心づかいは …………… 6

PART[1] 尿・便・喀痰の検査
- 尿検査 …………………………………… 10
- 便検査 …………………………………… 14
- 喀痰検査 ………………………………… 16

PART[2] 血液検査
- 静脈血採血 ……………………………… 20
- 出血時間・凝固時間 …………………… 24
- ＡＢＯ式血液型判定 …………………… 26
- 動脈血ガス分析 ………………………… 28

PART[3] 生理機能検査
- 心電図検査 ……………………………… 32
- 心音図検査 ……………………………… 34
- 心臓カテーテル検査 …………………… 36
- 超音波検査 ……………………………… 38
- 脳波検査 ………………………………… 40
- 筋電図検査 ……………………………… 42
- 呼吸機能検査 …………………………… 44
- 基礎代謝率測定 ………………………… 46

PART[4] 肝・胆・膵機能検査
- 十二指腸液検査 ………………………… 50
- ＩＣＧテスト …………………………… 52
- グルコース負荷試験 …………………… 54
- 血糖値簡易検査 ………………………… 56

PART[5] 腎機能検査
- ＰＳＰテスト …………………………… 60
- フィッシュバーグ濃縮テスト ………… 62

PART[6] 生検と穿刺
- 肝生検 …………………………………… 66
- 腎生検 …………………………………… 68
- 骨髄穿刺 ………………………………… 70
- 腰椎穿刺 ………………………………… 72

PART[7] Ｘ線検査
- 脳血管造影 ……………………………… 76
- 気管支造影 ……………………………… 78
- 胃・腸透視 ……………………………… 80
- 胆嚢造影（点滴静注法） ……………… 82
- 経皮経肝胆道造影 ……………………… 84
- 腎盂造影（点滴静注法） ……………… 86
- 脊髄造影 ………………………………… 88
- リンパ管造影 …………………………… 90
- コンピュータ断層撮影（ＣＴ） ……… 92

PART[8] 内視鏡検査
- 気管支ファイバースコピー …………… 96
- 胃・十二指腸ファイバースコピー …… 98
- 大腸ファイバースコピー ……………… 100
- 腹腔鏡検査 ……………………………… 102
- 膀胱鏡検査 ……………………………… 104

PART[9] ＲＩ検査
- ＲＩ検査 ………………………………… 108

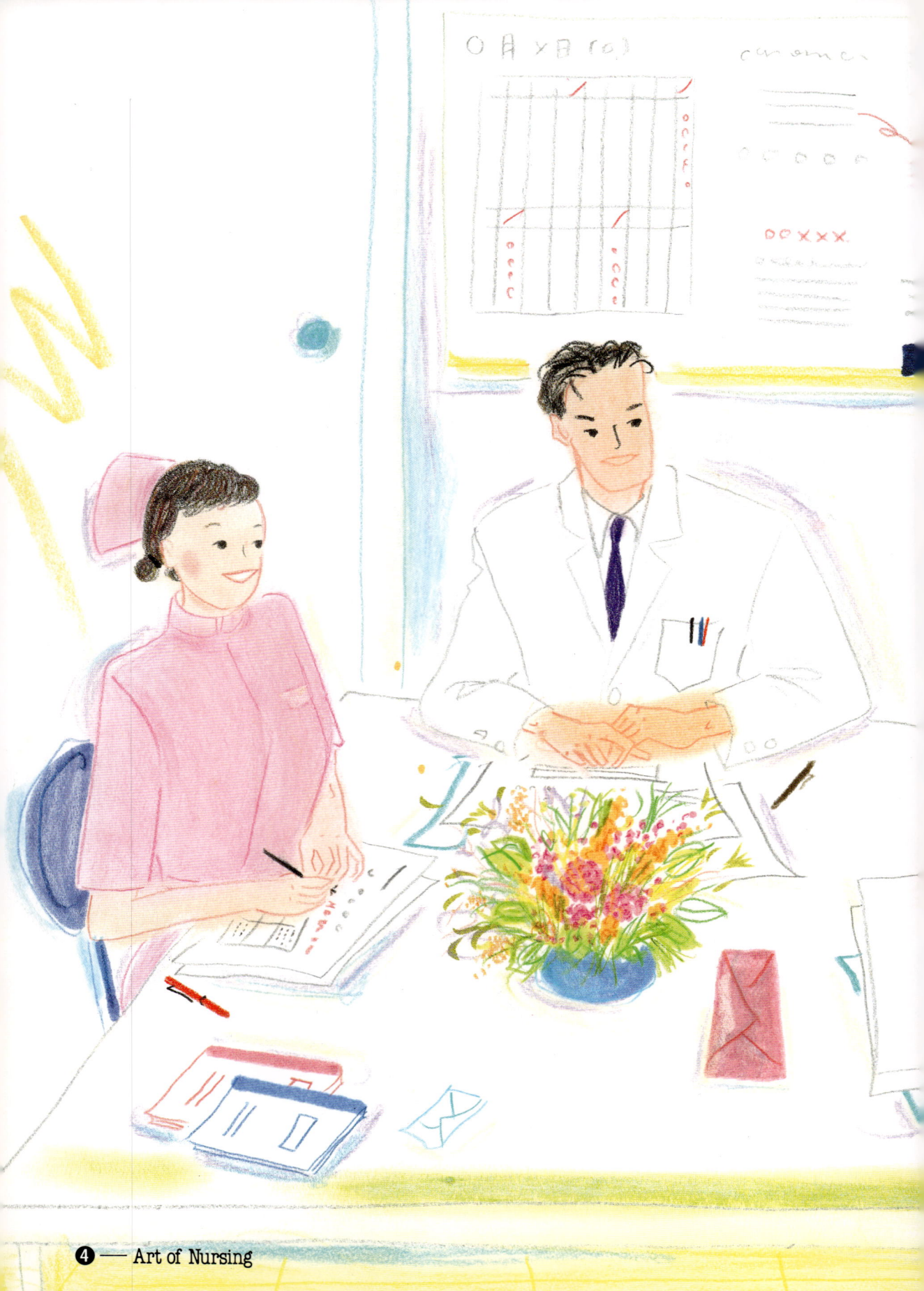

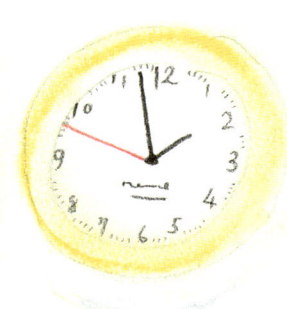

検査の看護にのぞむあなたへ
オリエンテーションにあたって

説明は患者さんの身になって

●検査を行う前の患者さんは、多かれ、少なかれ、不安を抱いています。ナースが説明を行うだけでなく、患者さんの気持ちをよく聞いて、緊張を和らげる心づかいを行いたいものです。

●検査の必要性を強調するだけでなく、検査の方法・所要時間・終了後の注意点などをよく説明し、承諾を得ることが大切。
危険を伴う検査、老人や子供が被検者の場合は、家族を含めて説明します。

●年齢や性格により、患者さんの検査への理解度は、さまざま。病棟で作ったパンフレットに、ひとりひとりに合った説明をプラスします。理解しているかどうか確認し、さらに禁飲食など、実際に行われているかどうか、確かめるのを忘れずに。

●苦痛のある検査では、どのようなことがあるのかを話しておきます。予想外の苦痛は、患者さんを動揺させ、ことさら大きく感じさせることが。ただし、恐怖心を与えないよう気をつけて。その上で、医療チームが全力をつくすことを伝えます。

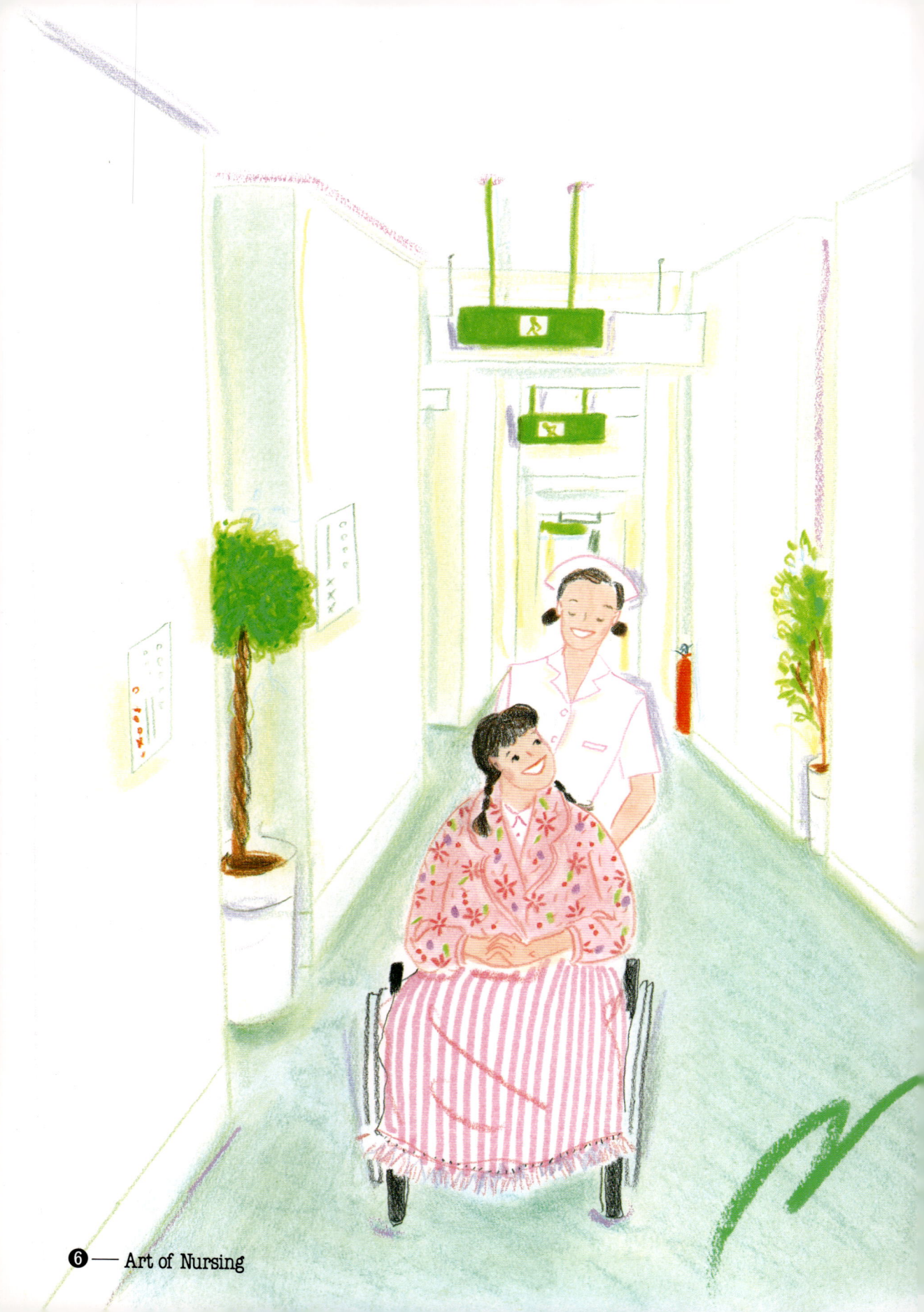

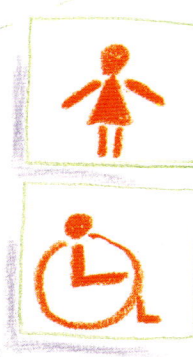

検査の看護にのぞむあなたへ
検査中・検査後の心づかいは

検査時も患者さんに心を向けて

●検査中、医師は検査部分に集中。ナースは、不安と緊張の中にいる患者さんに注意を向けます。
苦痛の強い時、手を握り耳元で励ます、検査の進行状況や器械の使用目的をそのつど知らせる、などのケアが患者さんの気持ちを和ませます。

●患者さんの体に触れるナースの手は、いつも温めて。支え励ます手も、冷たくては逆効果。患者さんの肌に触れる器具も、温めて使用したいもの。

●検査時の必要以上の露出は、ぜひ避けて。かけものやスクリーンを用いる、露出時間を最小限にする、などの心づかいが大切です。

●検査中、患者さんを刺激するのがスタッフ間の会話。専門用語がとびかうことにいらぬ心配をしたり、自分のことを言われていると誤解したり。ナーバスになっている患者さんのためにも、検査時の会話は最小限に。

●必要な検査データ・X線写真・チャートなどをそろえる、温かい部屋やかけものを用意するといった準備も、忘れずに。

検査後はねぎらいの言葉から

●「お疲れさまでした」のひと言が、心身ともに疲れた患者さんには、想像以上にうれしいもの。
いたわりやねぎらいの言葉をかけ、患者さんの感想を聞いて、検査後の援助につなげます。

●検査結果が出るまで、患者さんは落ち着きません。結果はできるだけ早く、医師から説明するようにします。

●検査終了後の観察や記録は、もれのないよう正確に。患者さんに異常がある場合は、できるだけ早く対応します。

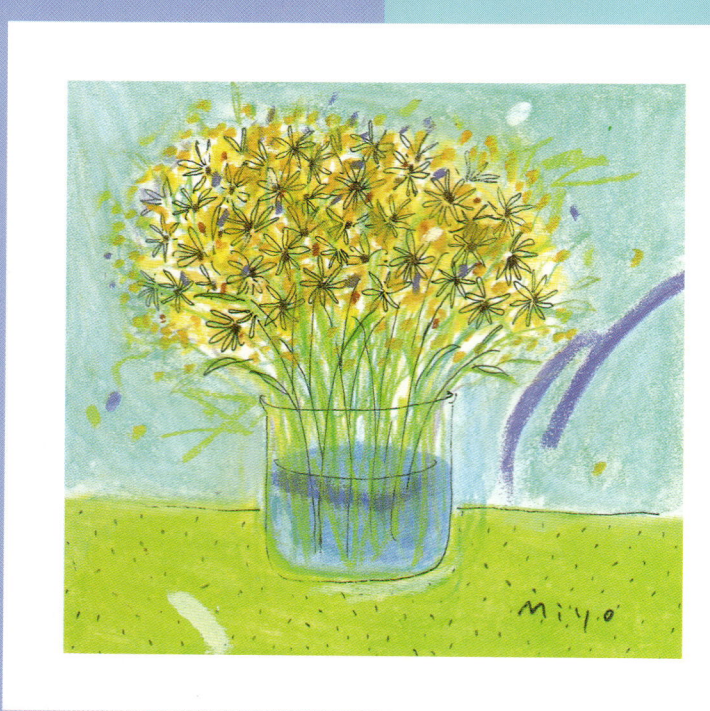

PART［1］
尿・便・喀痰の検査

尿や便、痰による検査の目的は、実にさまざま。それだけに、検体のとり方・容器の選択・提出の仕方など、よく確認し、的確に行うことが大切です。貴重な検体を無にすることのないような、取り扱いが必要です。

URINALYSIS
尿検査

（一般検尿）

説明はここがポイント

●いきなり「これに尿をとってきて！」は、禁物。「腎臓や尿の通り道のほか、いろいろな臓器に異常がないか尿をとって調べます」など、目的をていねいに説明。

●外来など、ほかの患者さんが多くいるところでは、小声で説明を。無神経な採尿の説明は、患者さんを不愉快にします。

●できるだけ中間尿をとること、カップのどれくらいまで入れるのか、どこで採尿し、どこへ置くのか、ていねいに説明を。

採尿の方法

①原則として、入院患者の場合は早朝・空腹時、外来患者の場合は食後3時間以上たってから、採尿します。

②採尿カップになるべく中間尿を採取後、検尿カップに50㎖以上入れ、所定の場所に置いていただきます。検尿カップには患者の氏名をあらかじめ記入。

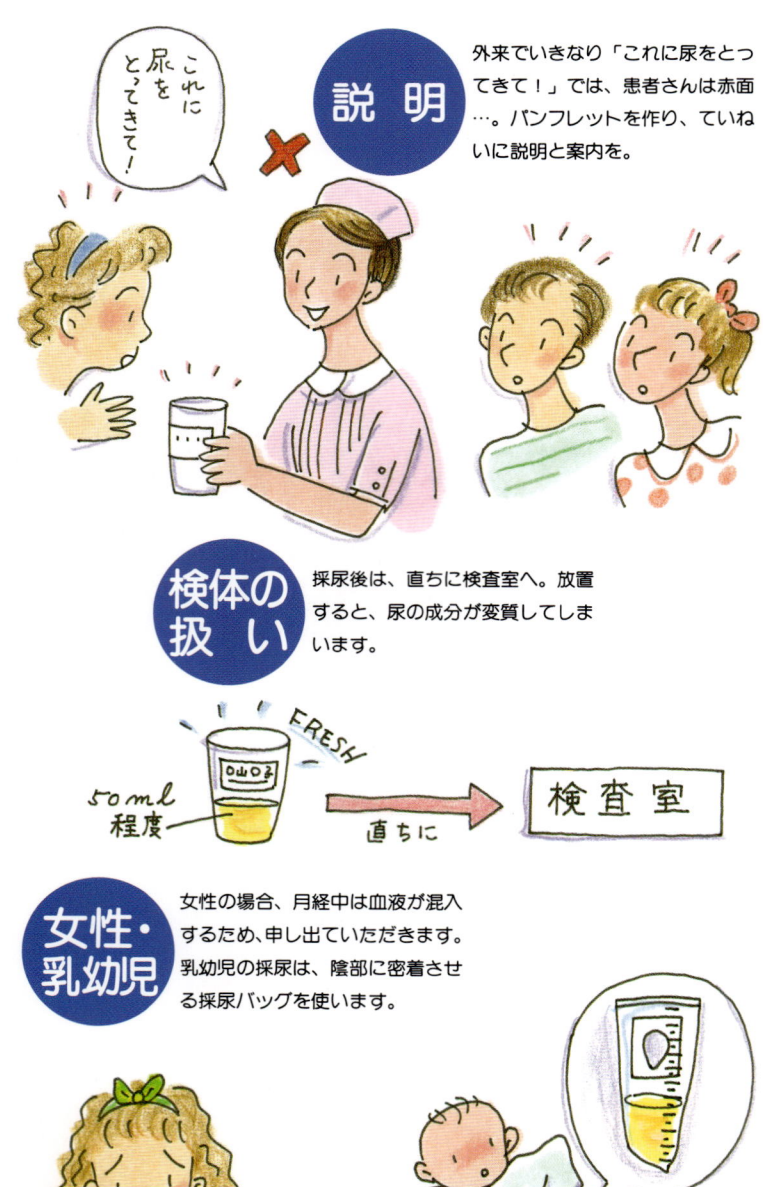

（24時間尿）

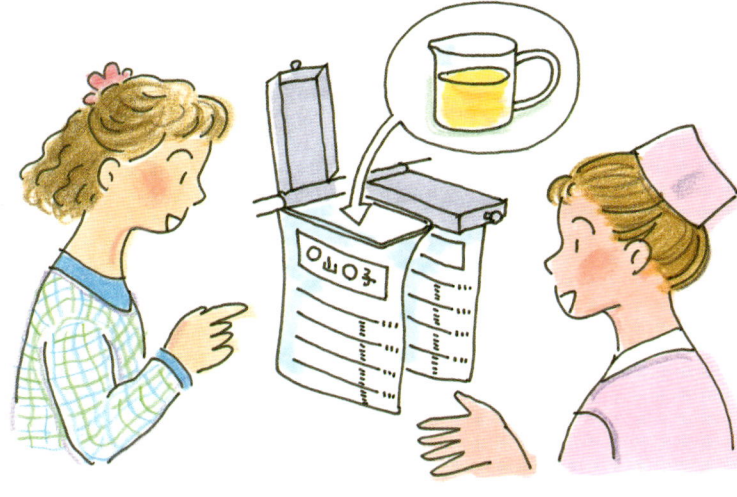

説明　「明日の6時まで尿をためておいてくださいね」と安心していたら、患者は尿意をずっとがまんしていた…、などという勘違いも。説明は、場所や物をみせて具体的に。

説明はここがポイント

● 「まる1日分の尿の量と成分を調べます。朝6時に排尿したら、その後の尿を全部、翌朝6時まで、この袋（びん）にためておいてください」と実物をみせて説明します。

● 大便の時は、先に採尿してから排便。少しの尿も捨てないことを話します。

採尿の方法

①蓄尿袋（びん）に患者の氏名を記入。
②午前6時に放尿し、その後の尿を翌朝6時まで蓄尿。
③尿をよく攪拌し、量を記録。試験管に一部をとって検査室に提出します。

蓄尿　蓄尿中の容器は、直射日光を避け、涼しい場所に保管。細菌の増殖を防ぎます。

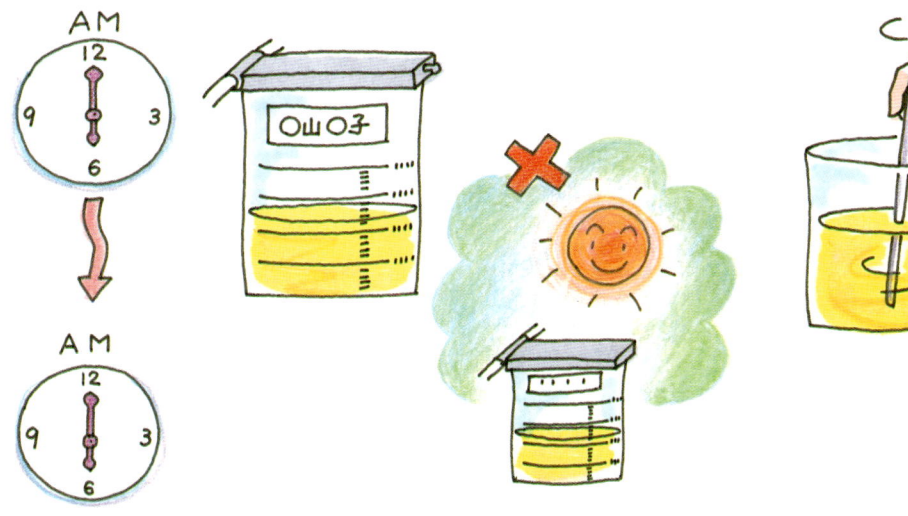

URINALYSIS

（細菌検査の場合）

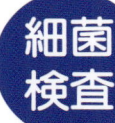

説明はここがポイント

●尿中の細菌検査であるため、余分な菌が混じらないよう、陰部を消毒綿でよくふいて採尿すること、中間尿をとることを話します。
●尿道口周辺のふき方、中間尿のとり方をていねいに教えます。

採尿の方法

①消毒液に浸したガーゼや脱脂綿（専用の容器に入れて渡す）で、尿道口周辺、膣口周辺をよくふきます。
②出始めの尿は放出し、中間尿を滅菌尿カップに50mℓ程度、採取。
③滅菌試験管に10〜20mℓ程度入れ、直ちに検査室へ提出します。

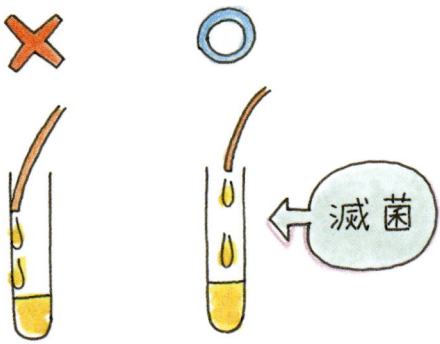

厳密に行う場合は、導尿で採尿します。カテーテルの先が、滅菌試験管に触れないよう気をつけ、すべて滅菌操作で行います。試験管には必ず栓をして、提出。

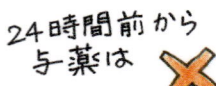
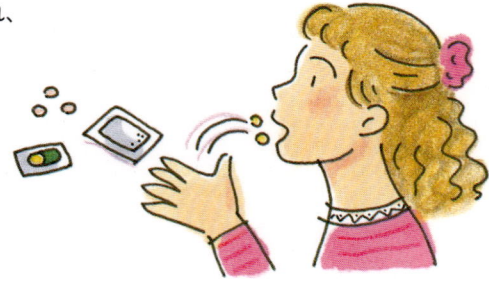

化学療法中の患者は、原則として24時間以上、薬を止めてから採尿。尿中に薬剤が混じっていると、培養の妨げになります。
化学療法施行中の採尿は、与薬直前に行い、薬剤の影響を最小限にします。

検体は直ちに検査室へ。数時間放置した尿は、検査に支障をきたすことがあります。
伝票に化学療法の有無・化学療法の種類・検査の目的・採尿法を忘れずに記入。

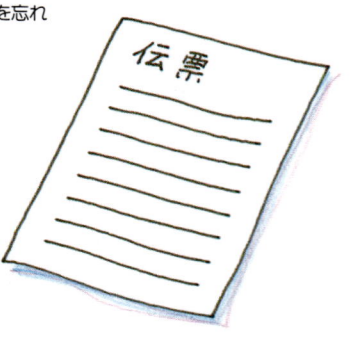
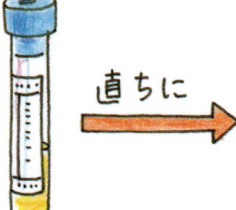

伝票にみる検査の目的

尿検査 I

氏名　　　　　　　　　　殿
生年月日
性別
科名　　　　　　　　　提出月日
病棟
病名（主症状）
　　　　　　　　　担当医

	✓	←チェック			
蓄尿量 mℓ		pattern　1			
		pattern　2			
		蛋　　白	●	●	(　　　)
		糖	●	●	(　　　)
		Urobilinogen	●	●	(　　　)
		Ketone 体	●	●	(　　　)
		Bilirubin	●	●	(　　　)
		潜　　血	●	●	(　　　)
		PH	●		5・6・7・8・9
		比　　重	●		1.0
		混　　濁	●		(　　　)
		色	●		淡黄色・(　　色)
		Indican			
		Diazo			
		Urobilin 体			
		蛋白定量　　mg/dℓ			
		V M A			
		沈渣			
	血球	赤　血　球			/毎数全
		白　血　球			/毎数全
	上皮	扁　　平			
		円　　形			
	円柱	硝　子　様			全
		顆　粒　状			全
		赤　血　球			全
		白　血　球			全
		結　　晶			
	PSP	15'	25-50%		
		30'	%		
		60'	%		
		120'	%		
	Glucose				
	前	蓄尿　　g/dℓ			
		g/dℓ			
		g/dℓ			
		g/dℓ			
		g/dℓ			

尿検査（生化学）

氏名　　　　　　　　　　殿
生年月日
性別
科名　　　　　　　　　提出月日
病棟
病名（主症状）
　　　　　　　　　担当医

✓	←チェック	
	Na	4-8 g/day
	K	2-2.5 g/day
	Cl	2-12 g/day
	Urea-N	7-15 g/day
	Creatinine	1-1.5 g/day
	Creatine	10-50 mg/day
	Amylase	2時間尿量　mℓ　190>　U/hr
	17-KS	♂ 4-14 / ♀ 3.5-9 mg/day
	17-OHCS	♂ 3-10 / ♀ 3-8 mg/day
	Urea clearance　　%	
	70-130	%
	Creatinine clearance	mℓ/min
	80-130	mℓ/min
	PAH clearance	mℓ/min
	400-600	mℓ/min
	Na₂S₂O₃ clearance	mℓ/min
	80-130	mℓ/min
	代謝異常スクリーニング	

24時間尿量　　mℓ

参考資料：日本赤十字社医療センター中央検査部伝票

SCATOSCOPY
便検査

説明はここがポイント
- 「便をとり、消化管やそのほかの臓器に異常がないか、寄生虫がいないかを調べます」などと説明。
- 患者さんが自分でできる場合は、採便の方法を教えます。
- 大声で、「これに便をとって…」は禁物！ 患者さんは赤面…。

採便の方法
① 排便直後の便を割りばしやヘラで、親指の頭ほどとり、容器に入れます。容器には、あらかじめ患者さんの氏名を貼付。
② 便の硬さ・形・色・臭気・量を観察。粘液・膿・血液・結石・寄生虫の有無について記録します。
③ 検体はできるだけ早く、検査室へ提出します。
④ 検体取り扱い後は、割りばしやヘラを汚物入れに捨て、必ず手洗いを。

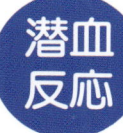
潜血反応

便の潜血反応をみる場合は、2〜3日前から食事制限が必要。肉・魚など血液を含む食品、葉緑素を含む青野菜、生キャベツ（ペルオキシダーゼが反応）は禁食です。魚肉加工品・魚肉のだし汁も控えます。

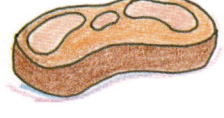
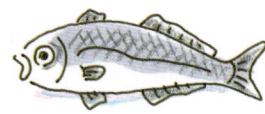
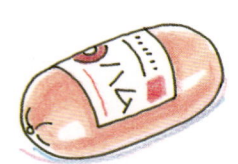
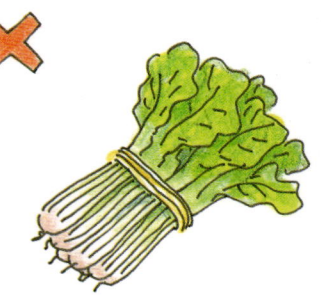

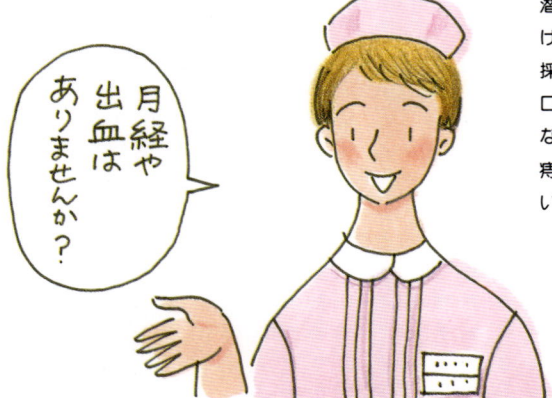

潜血は、便に平均して分布するわけではないので、便の各部分から採便します。
口内出血・鼻出血・痔出血・月経などがある場合は、報告を。
痔や月経の血液が、便に混じらないよう注意して採便します。

細菌検査

細菌検査に自然排便や浣腸便を用いる場合は、消毒した便器にとり、滅菌シャーレに入れます。なるべく膿様部・粘液部、後から排泄した部分を採取します。

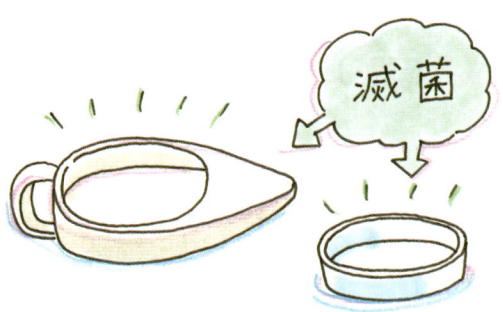

自然排便・浣腸便がとれない時は採便管を使います。滅菌水でぬらし、回しながら5〜10cm、肛門に挿入。引き抜いたら、便が少し入っていることを確かめます。滅菌試験管に入れ、直ちに検査室へ。

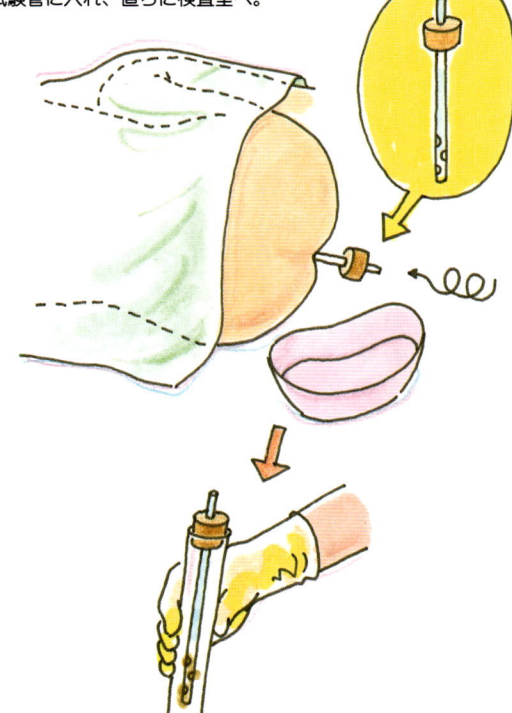

伝票にみる検査の目的

便　検　査

氏名		殿
生年月日 性別		
科名		提出月日
病棟		
病名（主症状）		
	担当医	

✓	←チェック	
	潜　血　反　応	
	オルトトリジン法	
	グアヤック法	
	免　疫　法（ラテックス凝集法）	
	トリブレ反応	
	シュミット法	
	虫　　　卵	
	直　接　塗　抹　法	
	集　卵（浮遊法）	
	集　卵（MGL法）	
	セロファンテープ法	
	回　虫　卵	
	鉤　虫　卵	
	東洋毛様線虫卵	
	鞭　虫　卵	
	蟯　虫　卵	
	原　　　虫	
	アメーバ	

参考資料：日本赤十字社医療センター中央検査部伝票

SPUTUM EXAMINATION
喀痰検査

説明はここがポイント
- 「痰をとって調べ、肺や気管支の病気の診断に役立てます」と説明します。
- 自力で喀出できる人には、採痰方法を教えます。

採痰の方法
- 自分でできる人には容器（洗って乾かしたシャーレなど・氏名を貼付）を渡し、早朝、うがいをした後、痰をとっていただきます。ちり紙に受けず、直接容器に入れるよう、説明。
- 自力で喀出できない人には、吸引を用い、**滅菌サクションチューブ**で採痰。
- 採痰後は観察し、できるだけ早く検査室へ届けます。

細菌検査の場合
- 滅菌シャーレにとり、採痰後直ちに検査室へ提出。

蓄痰の場合
- ふたと目盛りのついた容器を、使用します。
- 初めに痰を喀出して捨て、蓄痰開始。24時間、すべての痰をためるようにします。
- 蓄痰後、量を読み、観察します。

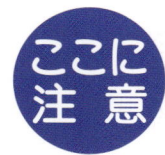

ここに注意　採痰の前には、うがいをしたり、唾を出して、痰以外のものが混じらないよう注意します。

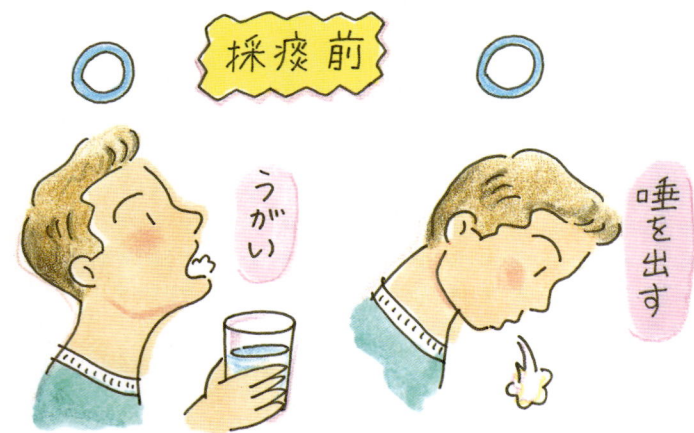

蓄痰　蓄痰を行う場合は、痰を飲み込んだり、捨てたりしないようよく説明し、患者さんの協力を求めます。

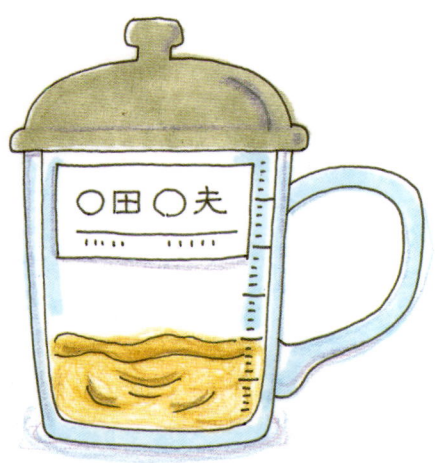

細菌検査

細菌検査の場合は、よくうがいをしてから、滅菌シャーレに採痰。厳密に行う場合は、滅菌サクションチューブで吸引します。

採痰後は、直ちに検査室に届けることが大切。やむをえない場合は、冷蔵庫に保管します。

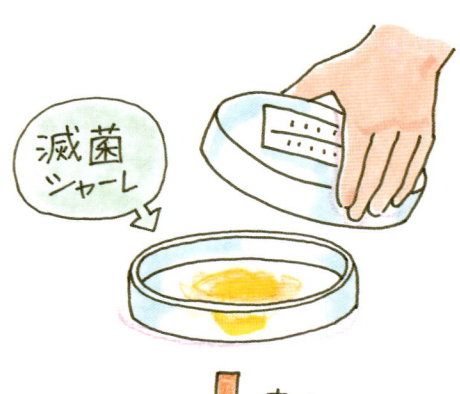

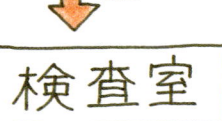

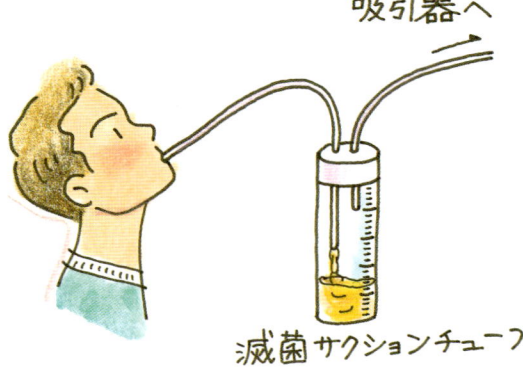

化学療法中の患者の場合は、できれば24時間、休薬して採痰します。休薬が無理な場合は、早朝にとると、比較的薬剤の混入が少なくなります。

伝票にみる検査の目的

細菌培養・塗抹検査

氏名　　　　　　　　　殿

生年月日
性別

科名　　　　　　　　　提出月日

病棟

病名（主症状）

☑　　　　　　　　担当医

検査目的		
☐	塗抹染色	
☐	培養・同定検査	
☐	嫌気性培養	
☐	真菌培養	
☐	その他（　　　）	

部位	検体名
1 口腔・気道・呼吸器	☐咽頭　☐喀痰　☐鼻汁　☐上顎洞穿刺液
2 消化管	☐胃液　☐胆汁　☐便
3 泌尿器・生殖器	☐腟分泌物　☐悪露　☐尿　☐精液　☐膀胱穿刺液　☐尿カテーテル
4 血液・穿刺液	☐血液(動)(静)　☐胸水　☐腹水　☐髄液　☐関節液
5 その他	☐耳漏　☐眼脂　☐涙腺
共通検体名（部位に○をつける）	☐膿汁(開) 1・2・3・5　☐膿汁(非) 1・2・3・5　☐穿刺液 1・　3・5　☐滲出液 1・　3・5　☐分泌物 1・　3・5　☐擦過物 1・2・3・5　☐組織 1・2・3・5　☐その他 1・2・3・5　部位(　　　)

培養結果

Final result	
α-Hem-strepto	
β-Hem-strepto	
group	
Non-Hem-strepto	
Enterococcus	
Pneumococcus	
Staphylococcus aureus	
Staphylococcus epidermidis	
Neisseria	
Escherichia coli	
Klebsiella	
Enterobacter	
Serratia	
Citrobacter	
Proteus	
Pseudomonas aeruginosa	
Pseudomonas	
Haemophilus	
Bacteroides	
Candida	
Trichomonas	
塗抹結果	

参考資料：日本赤十字社医療センター中央検査部伝票

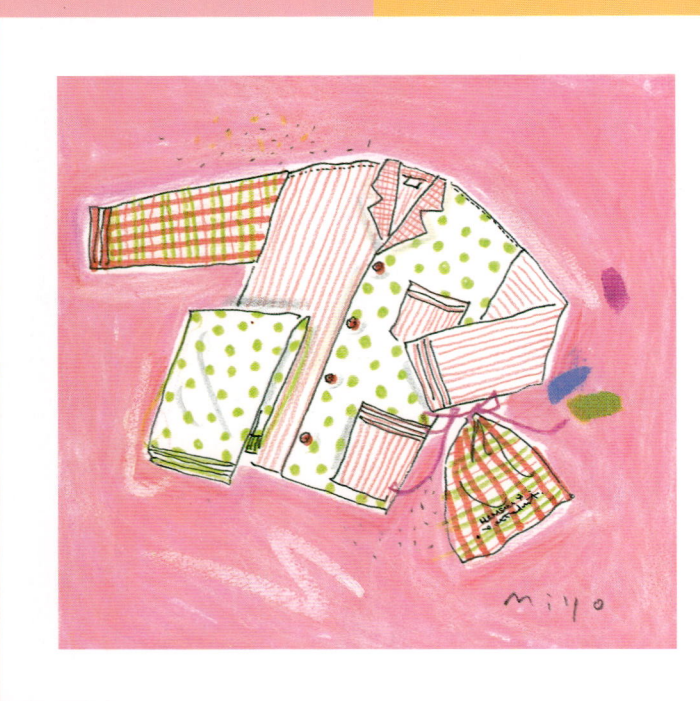

PART [2]
血液検査

血液検査では、静脈血を用いる場合と動脈血を用いる場合があり、採血の方法・提出の仕方も異なります。注意深い検体の取り扱いが、正確なデータをもたらし、また、ナース自身の感染といった事故も防ぎます。

BLOOD COLLECTION BY VENIPUNCTURE

静脈血採血

説明はここがポイント
● 日常的な検査だからと説明を省かず、「血液をとって調べ、診断と治療に役立てます」などと話し、承知していただきます。

採血の方法
① 検査項目に合った採血容器を選び、検査に必要な採血量を確認します。
② 患者さんに氏名を言っていただき、採血管のラベルと照合します。
③ 刺入部位を決めたら、上腕部に駆血帯をしめ、手を握っていただきます。
④ ナースは手袋をつけ、刺入部位をアルコール綿で消毒。皮膚が乾いてから注射針を刺入します。
⑤ 血液の逆流を確認後、ホルダーに採血管を押し込みます。
⑥ 採血管への血液の流入が停止したら、採血管をホルダーからはずし、必要時、血液を混和します。
⑦ 手を開き、駆血帯をはずします。針を抜き、アルコール綿を刺入部に当てて、約5分間押さえます。
⑧ 針はリキャップせず、そのまま針捨て容器へ。針刺し事故を防止します。
⑨ 検体は、直ちに検査室へ。

採血の時間帯

採血は早朝・空腹時に。外来患者の場合は、食後3時間以上たってから（血液成分は食後3時間くらいまで変動しやすい）。

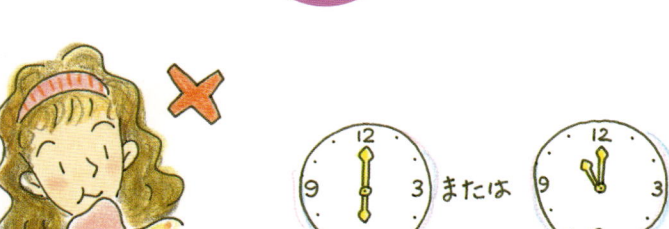

駆血のコツ

駆血帯を強くしめすぎると、末梢の循環障害を起こし、かえって静脈が出づらくなります。橈骨動脈で脈拍が触れる程度に。

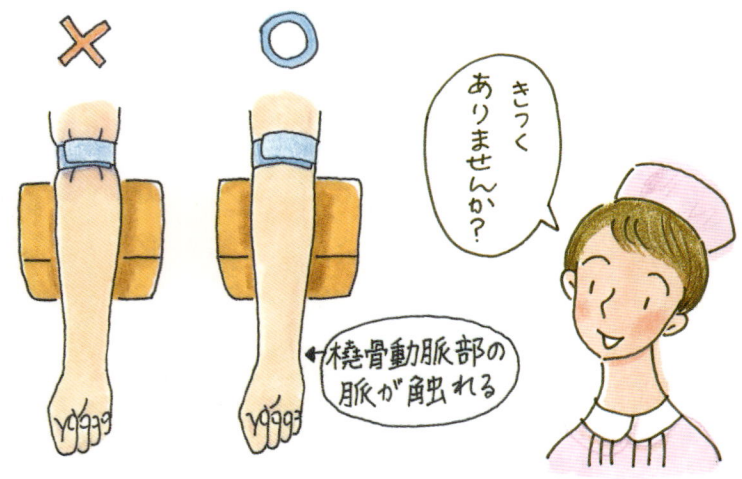

← 橈骨動脈部の脈が触れる

必要物品	
注射器・注射針	採血容器・容器立て
消毒綿・駆血帯・肘枕	（必要時）ゴムシーツ・処置用シーツ

 **針刺し事故**　針刺し事故防止のため、針はリキャップせず、針捨て容器に捨てます。ホルダーごと廃棄する場合もあります。

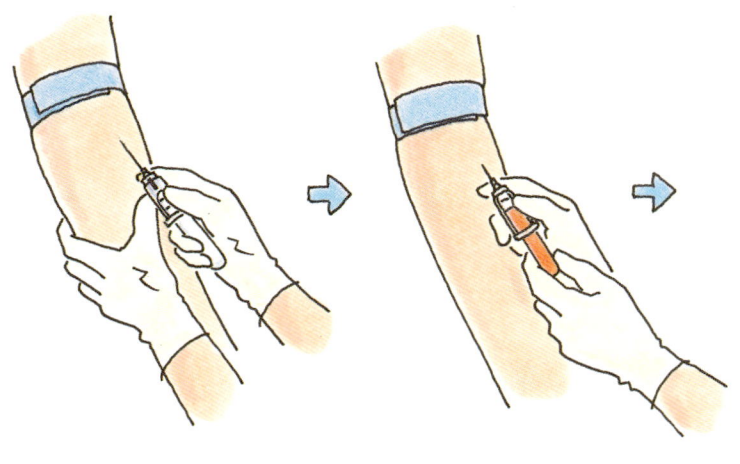

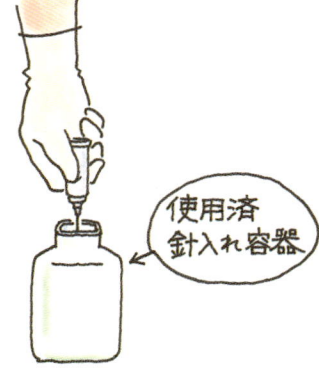

使用済針入れ容器

血液と抗凝固剤との混和は、静かに手早く。乱暴な混和は溶血のもと。両手で容器をはさみ、キリをもむようにします。

採血がしにくい、こんな時

●血管が出にくい時は、あらかじめ採血部位を蒸しタオルで温めたり、末梢から中枢へとしごきます。たたくのは禁物！

温める

しごく

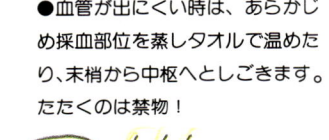

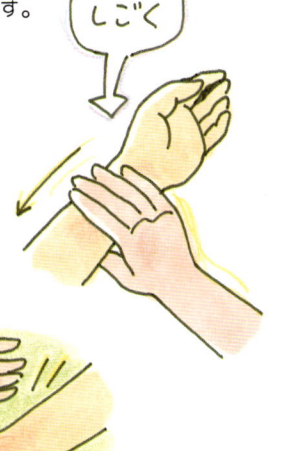

●肥満した人で、肘正中皮静脈がみつからない場合は、手背部や足背部の浅在静脈で試みます。

●老人は、血管が動きやすいもの。皮膚を一方に押し下げて、血管を固定すると刺入しやすくなります。

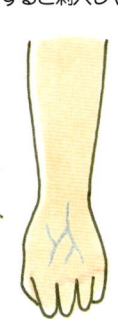

肘正中皮静脈

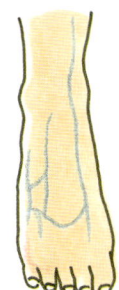

BLOOD COLLECTION BY VENIPUNCTURE

血液培養

血液培養は、菌血症・感染性心内膜炎・チフス性疾患を疑う場合に行われます。通常は、正中静脈から静脈血を採取しますが、動脈血を使う場合もあります。

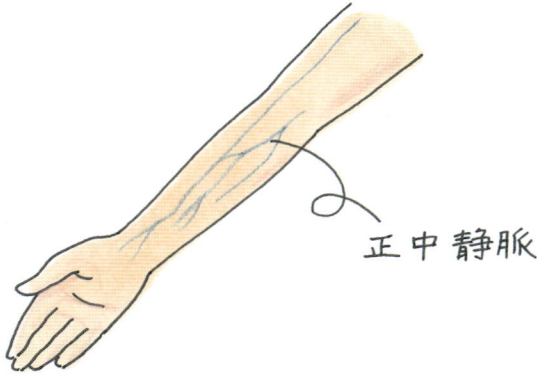
正中静脈

血液培養の場合、すべての操作に厳重な無菌的処置が求められます。検出菌が血液中のものか、後から混入したものか区別がむずかしく、確実な無菌操作が必須です。

血液採取には、滅菌採血器具とセットになった血液培養びんが便利。びん内が陰圧になっていて、採血器具から血液がびん内に流入するようになっています。
穿刺部位と容器の口を消毒します。

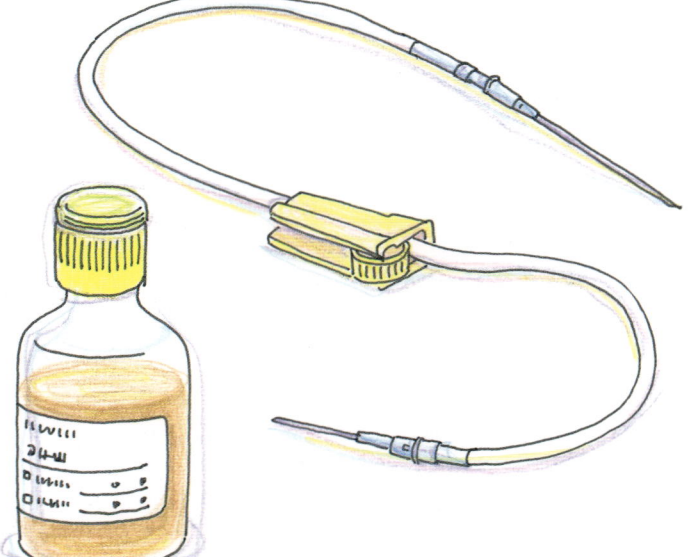

血液採取後は、直ちに検査室に提出。検査伝票には、患者氏名・病棟名などのほか、化学療法の有無・種類を忘れずに記入します。

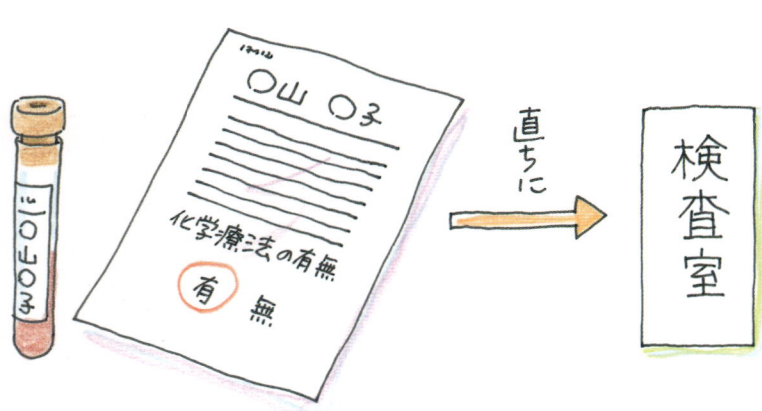

Art of Nursing

伝票にみる検査の目的

血液検査

氏名　　　　　　　　　　殿
生年月日
性別
科名　　　　　　　　提出月日
病棟
病名（主症状）
　　　　　　　　　　　担当医

血液検査（Ⅰ）	血液検査（Ⅱ）
✓　←チェック	✓　←チェック
WBC	出血時間
RBC	プロトロンビン時間
HGB	APTT
HCT	フィブリノーゲン量
MCV	トロンボテスト（TT）
MCH	ヘパプラスチンテスト（HPT）
MCHC	
Platelet	FDP（血液）
	FDP（尿）
Reticulocyte	
	PIVKA-Ⅱ
Hemogram	
	AT-Ⅲ
	プラスミノーゲン測定
好酸球数	α₂-プラスミンインヒビター測定
LE Cell	
	特殊検査
末梢血特殊染色	プロトロンビン消費試験
	血餅収縮
ESR	TEG
	血小板凝集能
	循環抗凝血素
	TTT
	ZTT
	定量第Ⅱ因子
	定量第Ⅴ因子
	定量第Ⅶ因子
	定量第Ⅷ因子
	定量第Ⅸ因子
	定量第Ⅹ因子
	定量第Ⅺ因子
	定量第Ⅻ因子
	定量第XIII因子

生化学検査

氏名　　　　　　　　　　殿
生年月日
性別
科名　　　　　　　　提出月日
病棟
病名（主症状）
　　　　　　　　　　　担当医

生化学（Ⅰ）	生化学（Ⅱ）
分析-1	分析-10
GOT(AST)	IgG
GPT(ALT)	IgA
LDH	IgM
ALP	IgD
分析-2	
Cholinesterase	
CK	
Aldolase	
HBD	
分析-3	ACP
γ-GTP	ACP(prostate)
LAP	Cu
T.protein	Zn
Albumin	Li
A/G	Creatine
分析-4	Protein fraction
Mg	Immunoelectrophoresis
BUN	LDH isozyme
Uric acid	ALP isozyme
Creatinine	Amylase isozyme
分析-5	CK-MB
NEFA	
Phospholipid	Total bile acid
T.cholesterol	GLDH
Triglyceride	MAO
分析-6	m-GOT
Amylase	LCAT
β-lipoprotein	ICDH
Ca	OCT
P inorg	Guanase
分析-7	
TTT	IAP
ZTT	LP-X定性
分析-8	生化学（Ⅲ）インビトロ検査
T.bilirubin	T_3
D.bilirubin	T_4
分析-9	TSH
Na	
K	IgE(PRIST)
Cl	
HDL cholesterol	CEA（サンドウィッチ法）
Ester cholesterol	α-fetoprotein
	Ferritin
Fructosamine	CA19-9
Sialic acid	CA125

参考資料：日本赤十字社医療センター中央検査部伝票

BLEEDING TIME・COAGULATION TIME

出血時間・凝固時間

説明はここがポイント

●**出血時間**:「耳たぶを少し切り、血が止まるまでの時間を計る検査です」と説明。
●**凝固時間**:「腕から少し血をとり、血の固まりやすさを調べます」と説明。
●血液をとる時チクッとするだけの、簡単な検査であることを話します。

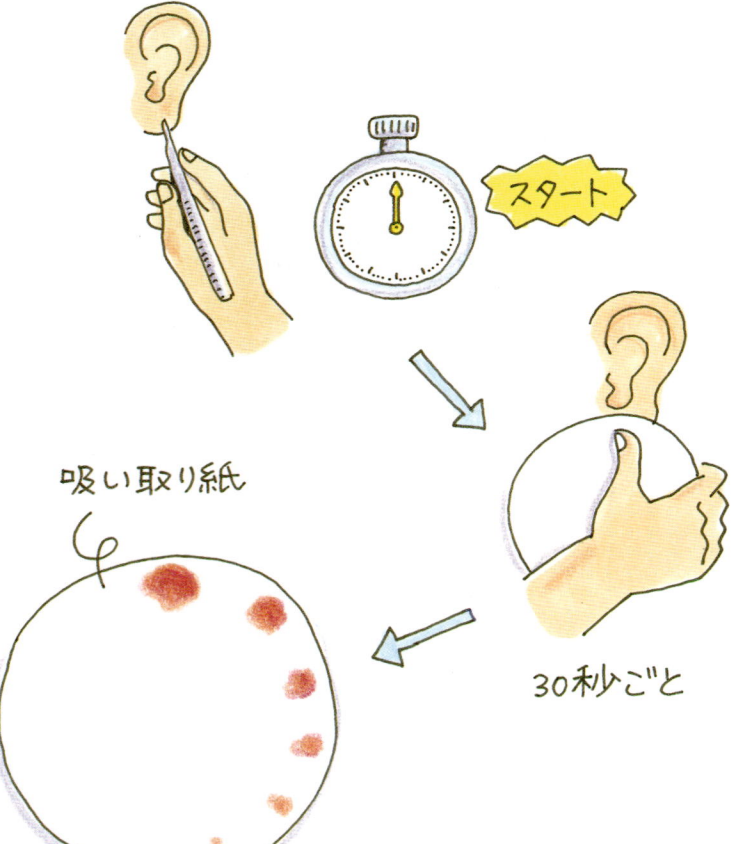

出血時間

耳たぶを切り、吸い取り紙を当て（30秒ごと）、止血するまでの時間を測定。

吸い取り紙

30秒ごと

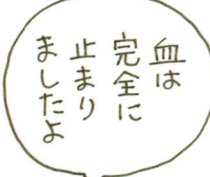

血は完全に止まりましたよ

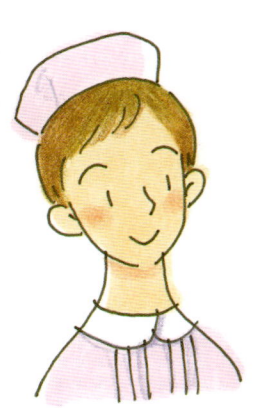

必要物品

（出血時間）
メスまたは穿刺針
消毒綿
ストップウォッチ・吸い取り紙

（凝固時間）
静脈血採血用具・試験管2本
37℃の湯入りボール・試験管立て
ストップウォッチ

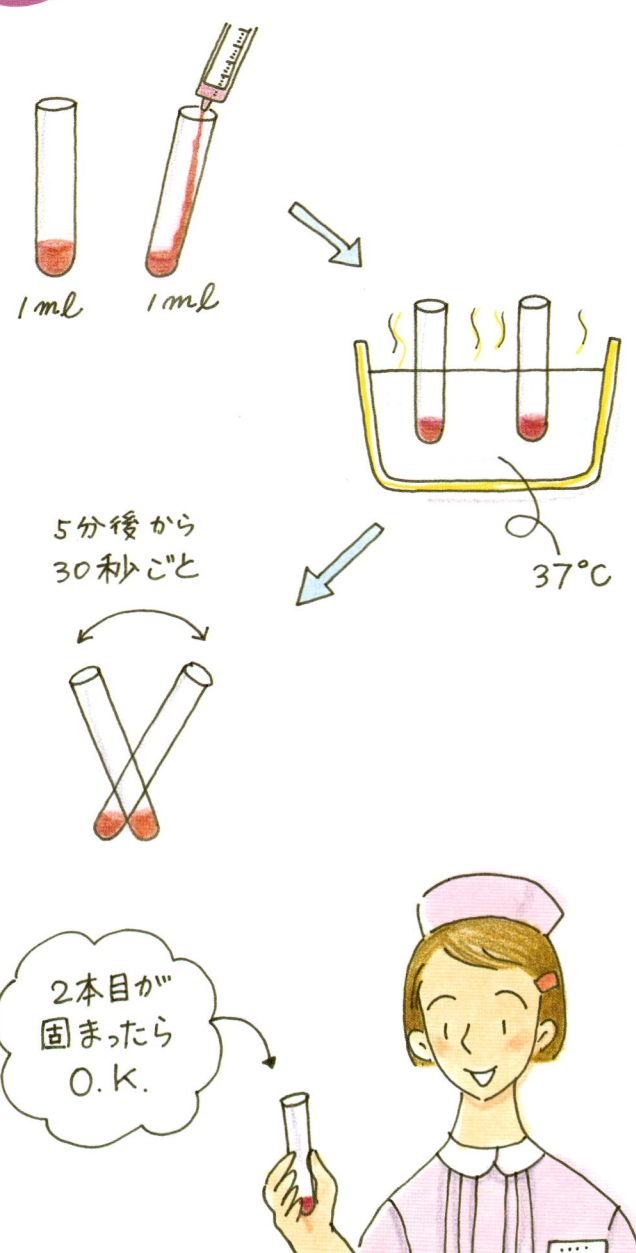

検査の方法

出血時間

①耳たぶを消毒します。
②耳たぶにメスまたは穿刺針で、長さ2mm・深さ2mmの切れ目を入れます。同時にストップウォッチ、スタート。
③30秒ごとに、吸い取り紙を耳たぶに当て、血液を吸い取ります。
④血痕が直径1mm以下になるまでの時間を計ります（正常値は1～3分）。

凝固時間

①腕の静脈から2.5～3ml、採血。血液が注射器に流入し始めた瞬間、ストップウォッチを押します。
②37℃の湯につけた試験管2本に、血液を1mlずつ注入します。
③5分後、1本の試験管を取り出して斜めに傾け、30秒ごとにこれを繰り返します。血液の流動性がなくなったら、もう1本の試験管も同じようにします。
④採血開始から2本目の試験管の血液が固まるまでの時間を測定します（正常値5～15分）。

BLOOD GROUPING
ABO式血液型判定

説明はここがポイント

● 「血液を少しとり、血液型を調べます」と話します。説明も省かずに。
● 「わたしは、B型です。検査しなくても、わかっています」などと患者さんが申告しても、必ず、改めて検査を行います。
安全のため、確認が必要であることを患者さんに、よく話します。

抗A・抗B標準血清を用い、凝集の有無で血液型を判定します。

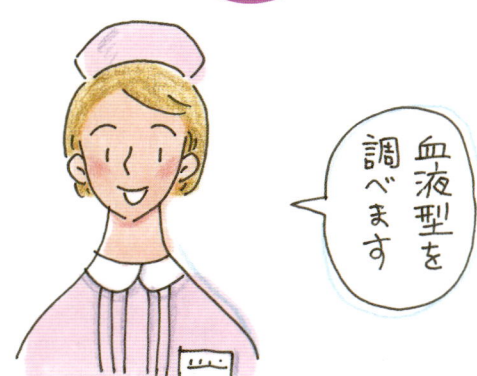

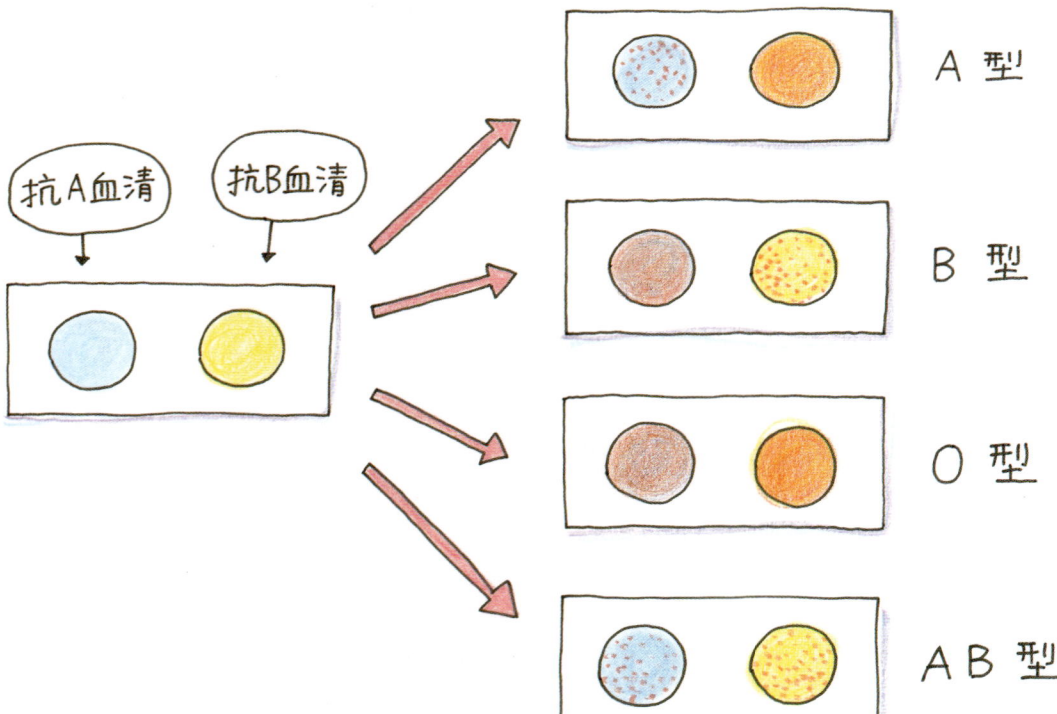

Art of Nursing

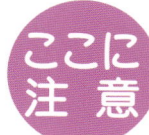

標準血清は、冷蔵庫に保管。1か月に1回は交換します。開封後、1か月以上たったものは、使用しないようにします。

検査の方法

①静脈血を1～2mL採取し、抗凝固剤入りのスピッツに注入。ゆっくりと混和します。

②医師が、ホールグラスに抗Aおよび抗B標準血清を入れ、これに採取した血液を1滴ずつ入れます。

③ガラス棒を用いて、よく混合。しばらく放置し、凝集の有無をみて、血液型を判定します。

④判定後は濾紙に吸い取り、日付・氏名・血液型・判定者のサインを書き、チャートにはります。

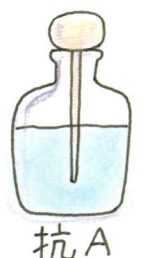
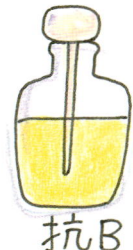

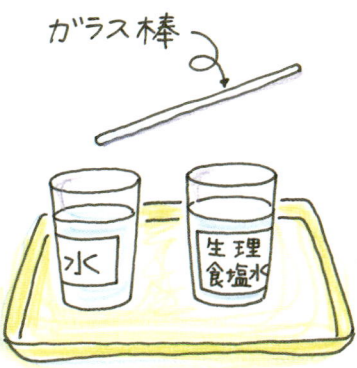

血液混合用のガラス棒の洗浄は、水と生理食塩水で。水だけでは、血液が凝固してしまうので注意！

血液型の判定結果は、チャートなどに朱書きし、読み取りミスを防ぎます。

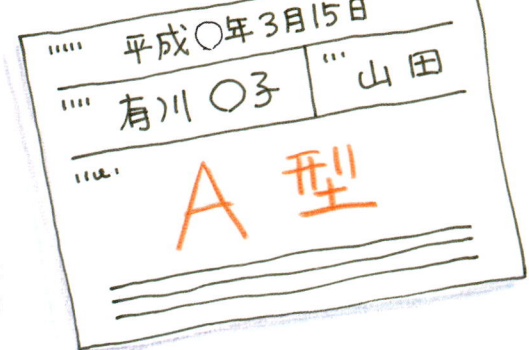

必要物品

標準血清（抗A・抗B）
クロスマッチ用トレー（ホールグラス・ピペット・ガラス棒・ガラスコップ2個・生理食塩水・水・濾紙）
採血用具一式
抗凝固剤入りスピッツ（ラベル貼付）

ARTERIAL BLOOD GAS ANALYSIS
動脈血ガス分析

説明はここがポイント

- 「動脈から血液を少しとり、血液中の酸素や二酸化炭素の量を調べます。呼吸や代謝の機能をみる検査です」と説明。
- 動脈なので血が止まるまで時間がかかること、内出血や血栓を防ぐため、採血後は、しばらく安静にしているよう話します。

採血部位

橈骨動脈・上腕動脈からの採血が一般的。もし、橈骨動脈が閉塞した場合、尺骨動脈から血流が保たれることを、確認しておくと安心です（アレンのテスト）。
大腿動脈から採血することもあります。

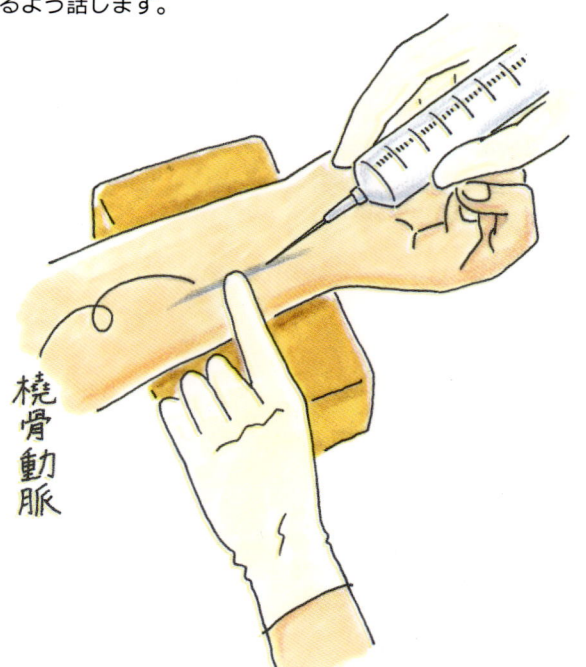

橈骨動脈

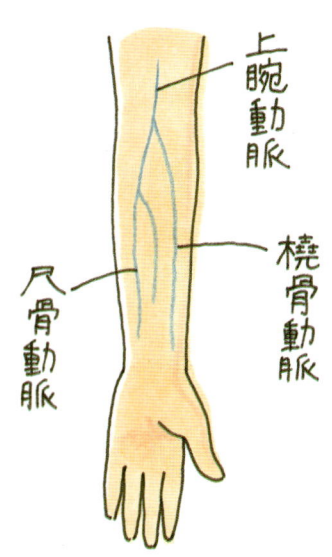

上腕動脈
橈骨動脈
尺骨動脈

上腕動脈もよく利用されます。この場合、神経の損傷に注意。

必要物品	
血液ガス測定用動脈採血キット 消毒綿・滅菌ガーゼ・絆創膏	ゴムシーツ・処置用シーツ

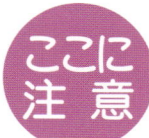

ここに注意

動脈採血キットではなくシリンジを使用する場合、ヘパリン使用量は多すぎるとデータに誤差が出るので、注意。
注射器の内・外筒が湿る程度に吸い上げ、余分なヘパリンと空気を押し出します。

採血の方法
（動脈採血キット使用の場合）

①あらかじめ、検査室へ連絡をとっておきます。
②採血部位を消毒します。
③プランジャーを少し前後に動かしてすべりをつくり、必要採血量の位置にセットします。
④針のキャップをはずし、針がシリンジにしっかり固定されていることを確認。
⑤医師が動脈から採血。その際、ナースは穿刺する部位を支えて固定します。
⑥注射針を抜くと同時に、穿刺部に滅菌ガーゼを当てて圧迫（5〜10分くらい）。
⑦採血後の注射針は、すぐにニードルストッパー、もしくはキャップで密封します。
⑧20〜30秒間、両手できりもみ様に回転させ、血液と抗凝固剤をよく混和します。
⑨直ちに、検査室へ提出。
⑩穿刺部に内出血や血栓がないことを確認。消毒し、滅菌ガーゼを当てて、絆創膏をはります。

採血後は、注射針はすぐにニードルストッパー、またはキャップをして密封し、空気が入らないようにすることが大切。
直ちに検査室に提出し、検査値の変化を防ぎます。分析終了まで10分以上かかる場合は、氷水に浸して運びます。

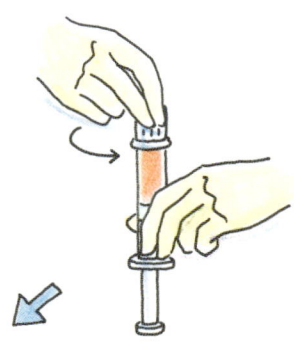

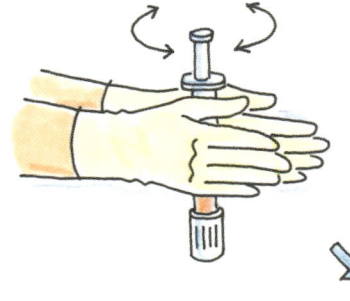

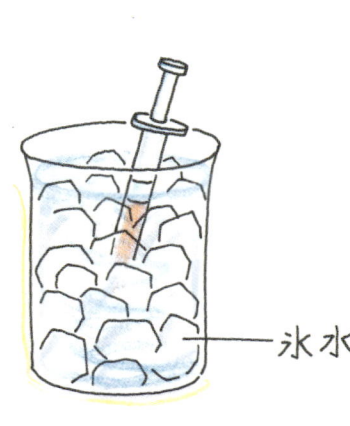

氷水

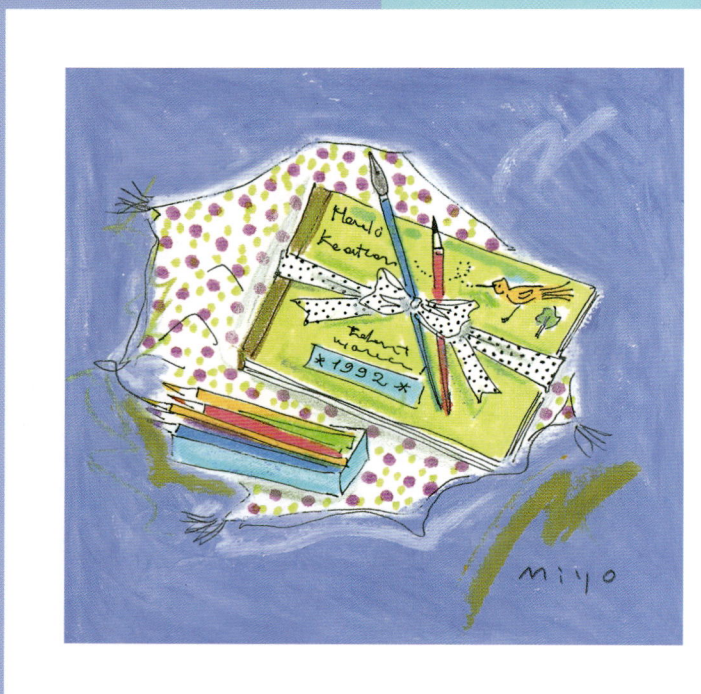

PART [3]
生理機能検査

生理機能検査は、容易に実施できるものが多い反面、患者さんの理解と協力なしには成り立ちません。事前にパンフレットなどを用いてよく説明し、安心し、納得して検査を受けていただくことが大切です。

ELECTROCARDIOGRAPHY
心電図検査

説明はここがポイント
- 「心臓の位置・大きさ・脈のようすや数など、心臓の構造や働きに異常がないかを調べます」と事前に説明をします。"あたりまえの検査"とばかりに省かずに。
- 仰向けに寝て、楽にしているうちに終了する、まったく苦痛のない検査であることを話すと、患者さんは安心。
- 運動を負荷して測定する場合は、それについて説明しておきます。

検査の準備
- 以前に検査を行っている場合は、その時期と結果を確認。
- 病室で測定する場合は、ほかの電気器具をとりはずします。
- 病室から検査室への移動は、原則として車椅子。歩く場合はゆっくりと、階段を避け、エレベーターで。
- 装身具をはずし、ストッキングや靴下、ブラジャーやコルセットは、事前にとっておきます。
- 寒さや緊張で体がこわばると、筋電図が混入。「楽にしてくださいね」と声をかけ、室温への心配りを。

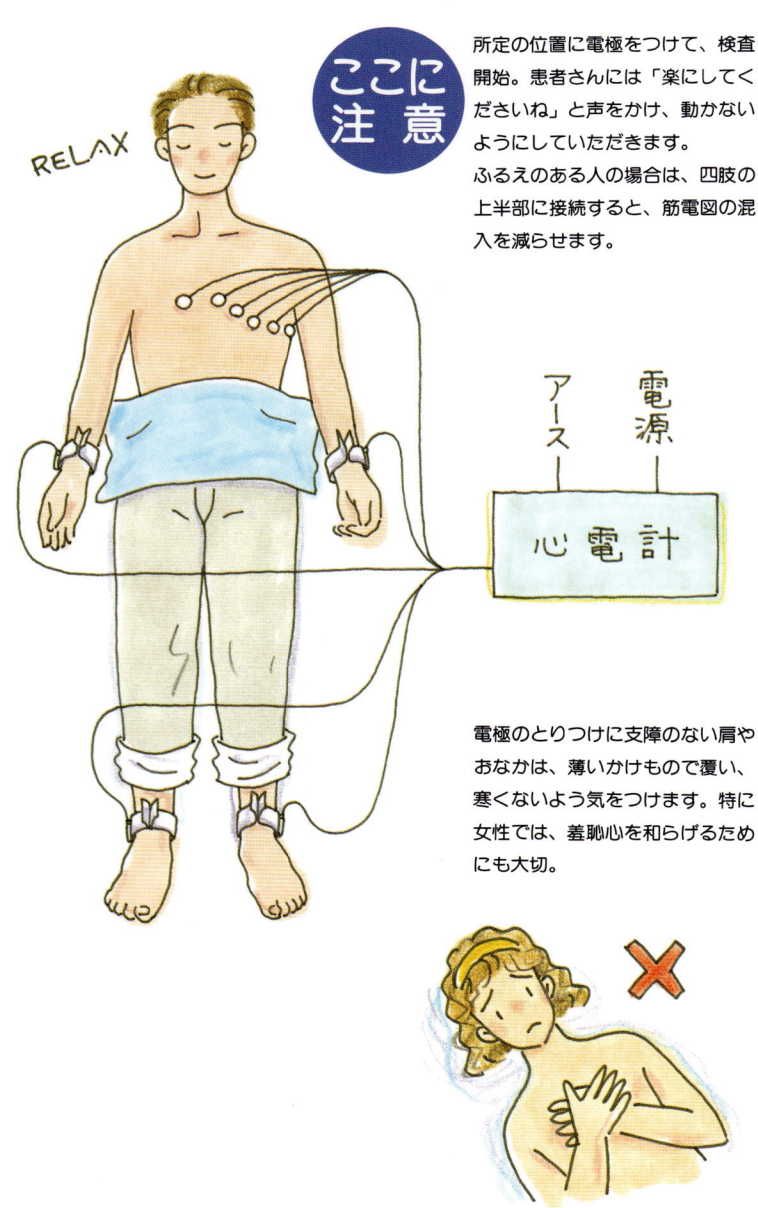

ここに注意

所定の位置に電極をつけて、検査開始。患者さんには「楽にしてくださいね」と声をかけ、動かないようにしていただきます。
ふるえのある人の場合は、四肢の上半部に接続すると、筋電図の混入を減らせます。

電極のとりつけに支障のない肩やおなかは、薄いかけもので覆い、寒くないよう気をつけます。特に女性では、羞恥心を和らげるためにも大切。

必要物品
心電計一式・心電図用クリーム・アルコール綿

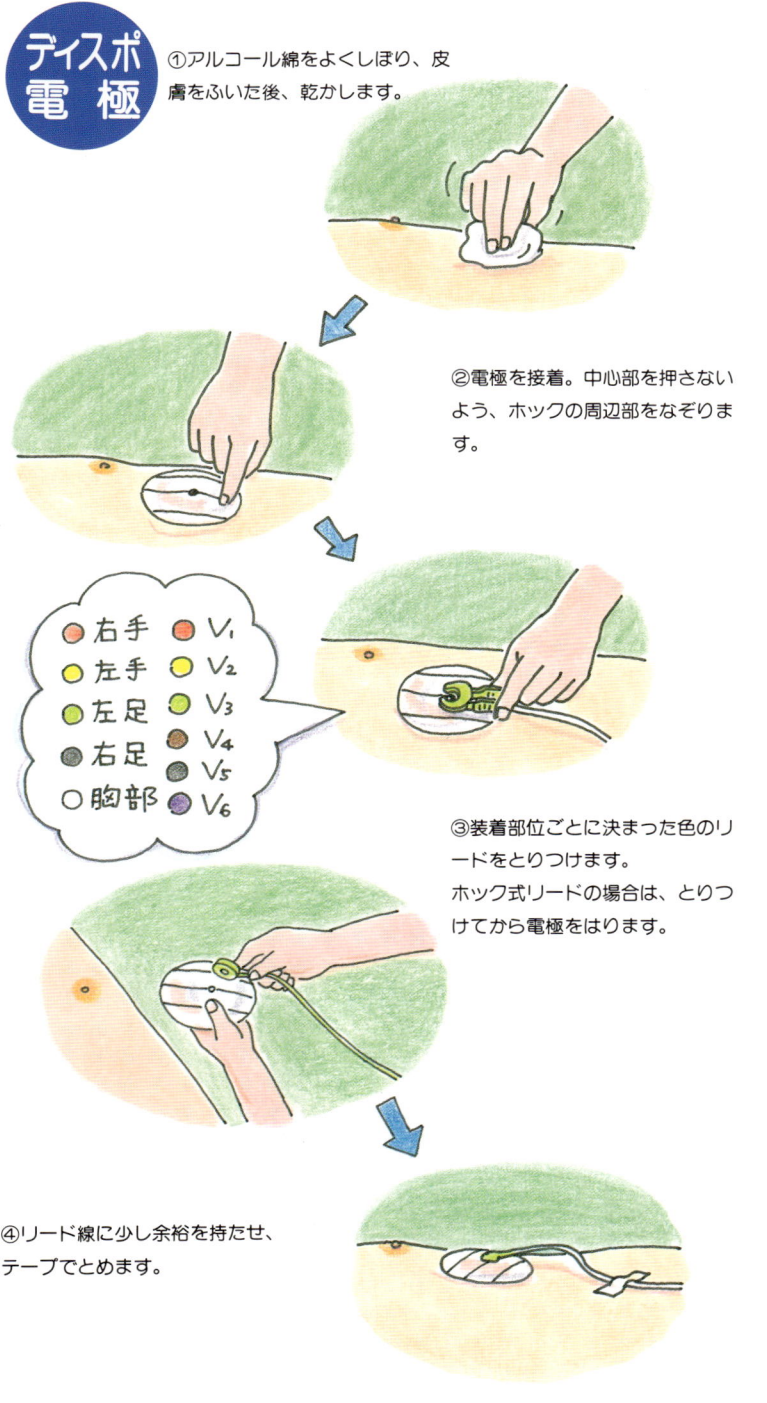

検査の方法
（ポータブル心電計使用時）

①アースの接続。
②コンセントを入れ、スイッチON。
③患者の四肢・胸部を露出。電極にクリームをつけ定位置に固定します。リードを装着。
④記録を流しながら1mVの較正用電圧を加え、較正曲線が、1cmになるよう調整します。
⑤誘導切替スイッチを標準肢誘導・単極肢誘導・胸部誘導と切り替えながら、それぞれ30cmを記録。
⑥リードをはずし、スイッチOFF。クリームをふきとり、後始末。

心電図誘導法（12誘導法）

I	左手ー右手
II	左足ー右手
III	左足ー左手
aV$_R$	左手・左足ー右手
aV$_L$	右手・左足ー左手
aV$_F$	右手・左手ー左足
V$_1$	第4肋間で胸骨右縁
V$_2$	第4肋間で胸骨左縁
V$_3$	V$_2$とV$_4$の中間
V$_4$	第5肋間で左鎖骨中線上
V$_5$	V$_4$と同じ高さで左前腋窩線上
V$_6$	V$_4$と同じ高さで左中腋窩線上

PHONOCARDIOGRAPHY
心音図検査

説明はここがポイント
- 「心臓の音を記録して、診断に役立てます」と説明。
- 仰向けに寝て行う苦痛のない検査であることを話し、リラックスしていただきます。
- 薬物や運動を負荷して行う場合は、それについても話しておきます。

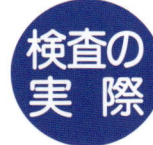
検査の実際

心臓の収縮・拡張に伴う心音・心雑音を、胸壁から高性能マイクロホンで記録。心音計にはフィルターが組み込まれ、低音（L）・中音（M）・高音（H）に分けて表示されます。
通常、心電図も同時に記録します。

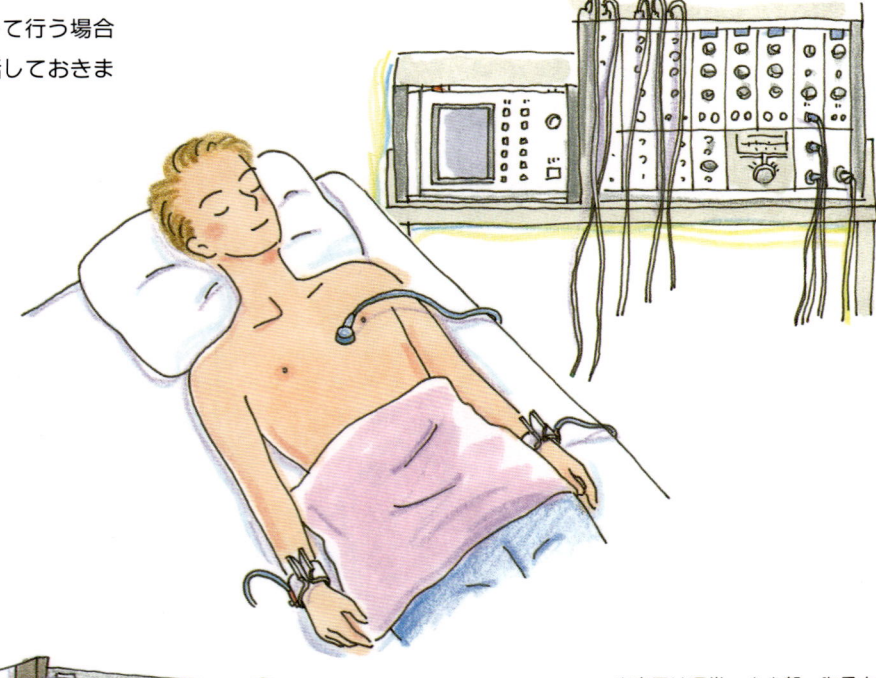

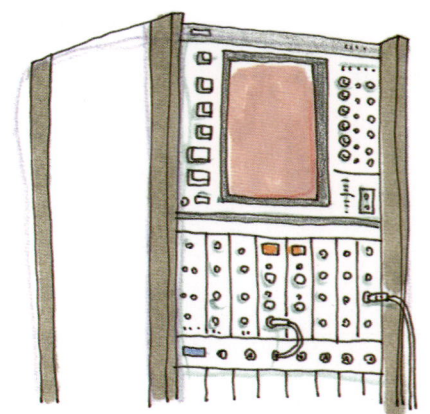

心音図は通常、心尖部・胸骨左縁第2・3・4肋間・胸骨右縁第2・4肋間で記録します。聴診内容を客観的に、細かく記録に残すことができ、弁膜症や先天性心疾患の診断に欠かせない検査です。

検査の準備

- ●検査室への移動は、原則として階段を避け、エレベーターで。必要に応じ、車椅子で送ります。
- ●防音室以外で行う場合は、できるだけ雑音の発生を防ぎ、ほかの電気器具をとりはずします。
- ●寒さなどで患者がふるえると、皮膚とマイクロホンなどがずれ、雑音が混入します。室温に注意。
- ●胃腸のグル音の混入を防ぐため、空腹時の検査は避けます。

検査の方法

- ●上半身と足首を露出し、防音室内のベッドに安静臥床。四肢に心電図の電極を、胸部に心音マイクロホンを装着します。
- ●心音マイクロホンにより、心音計に心音図を記録。低音（L）・中音（M）・高音（H）に分けて表示されます。
- ●負荷心音図検査の場合は、薬物や運動などの負荷を与え、心音・心雑音を明瞭にしたり、消失させたりして、診断に役立てます。

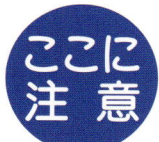

ここに注意

体位は、仰臥位。ただし、心不全患者は、仰臥位では呼吸が荒くなり、検査に支障が出るので、いちばん楽な体位をとります。

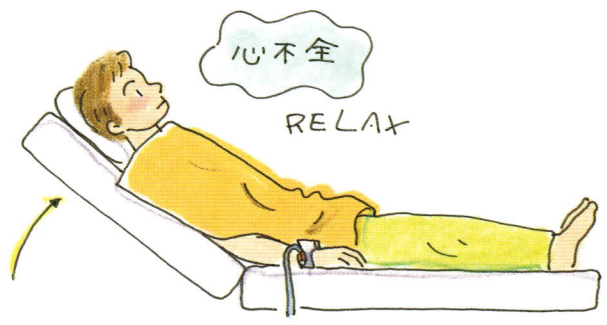

防音室ではなく、外来や病室で行う場合は、足音・ドアの開閉音・テレビ・ラジオ・会話などに気をつけ、雑音の発生を防ぎます。

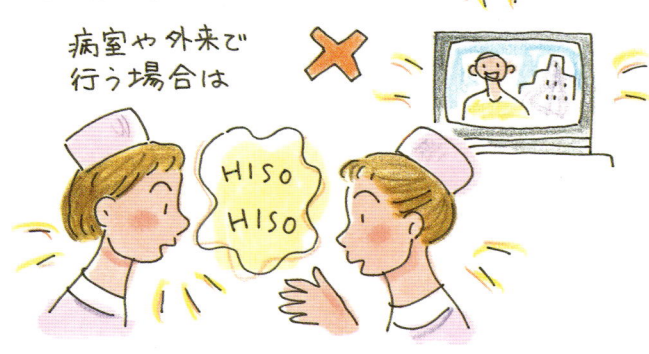

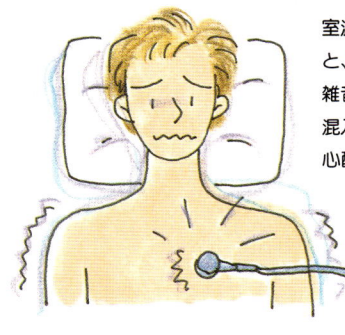

室温が低く、患者さんがふるえると、皮膚とマイクロホンがこすれ、雑音のもとに。筋電図が心電図に混入することもあります。室温に心配りを。

必要物品
心音計・心電計

CARDIAC CATHETERIZATION

心臓カテーテル検査

説明はここがポイント

- 医師が患者と家族に検査の説明を行い、承諾書をとります。ナースは医師の説明を補い、患者さんの不安と疑問をよく聞いて、緊張を和らげる配慮をします。
- 検査の方法・目的は、「腕や鼠径部の血管から、細い管を心臓まで入れます。心臓内の血圧や血液中の酸素量を測定したり、造影などの検査を行って、診断と治療に役立てます」などと説明。
- 造影剤を入れると灼熱感があること、心配ないことを話しておきます。
- 検査後の床上安静・床上排泄、検査前1食の禁飲食についても話しておきます。

説明

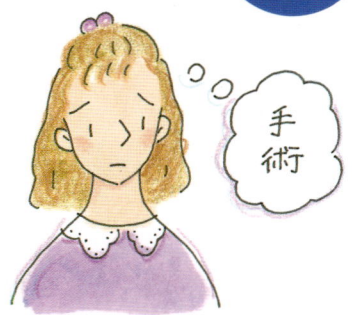

心臓カテーテルは、患者さんにとっては検査というより"手術"。人によっては身辺整理をするほどの大きなできごとです。

ナースは患者さんの疑問・不安を引き出して受けとめ、できるだけ緊張を和らげる配慮を。医師とナースが全力をつくすこと、多くの人が安全に検査を受けていることを話し、信頼感を持っていただくことが大切です。

検査の実際

末梢の動・静脈より、心臓までカテーテルを挿入。内圧・血液酸素濃度・拍出量などを測定し、心臓の機能を調べます。

選択的血管造影や冠動脈狭窄部の拡張・血栓溶解剤の注入も行われることがあります。

検査の準備

- 血液型、感染症・出血傾向の有無を確認。
- 造影剤のアレルギーの有無、絆創膏のパッチテストを実施。
- 床上排泄の練習をしておきます。
- 前日に穿刺部を剃毛し、入浴または清拭をすませます。
- 検査前1食は、禁飲食。
- 排泄をすませ、義歯や眼鏡・装身具をとり、検査着に着替えます。
- 指示により、前与薬。

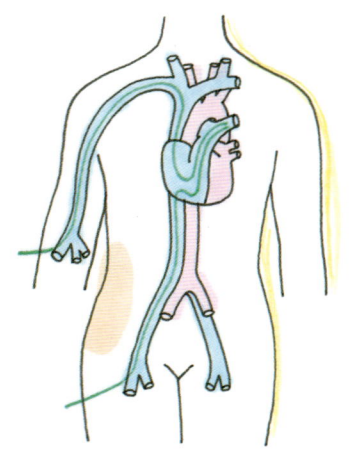

右心カテーテル法

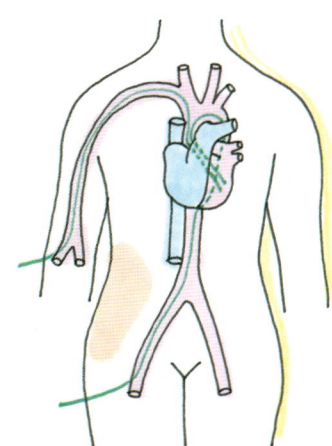

左心カテーテル法

Art of Nursing

検査の方法

●末梢の動・静脈を穿刺してカテーテルを挿入。心臓へと進め、心臓や大血管内の内圧測定・血液ガス分析・心拍出量測定・心血管造影・心筋生検・ヒス束心電図検査などを行います。
冠動脈狭窄部位の拡張（PTCA）・血栓溶解剤の注入（PTCR）などを行う場合もあります。

右心カテーテル法
●肘静脈・大腿静脈などからカテーテルを挿入。大静脈・右房・右室・肺動脈まで先端を進めます。

左心カテーテル法
●上腕動脈・大腿動脈などからカテーテルを挿入。大動脈・左室へと先端を進めます。

検査後はここに注意

●穿刺部を圧迫固定。原則として静脈穿刺の場合は数時間、動脈穿刺の場合は24時間の床上安静が必要です。
●バイタルサインを測定し、穿刺部からの出血・血栓症・造影剤の副作用・不整脈に注意。
●過度の圧迫固定による循環障害に気をつけ、末梢動脈を触知します。
●水分をベッドサイドに用意。造影剤の排泄を促します。

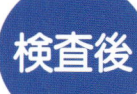

検査後 穿刺部を圧迫固定。過度の圧迫による循環障害に気をつけ、末梢の血流を触知します。

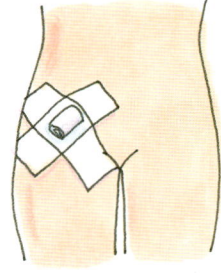

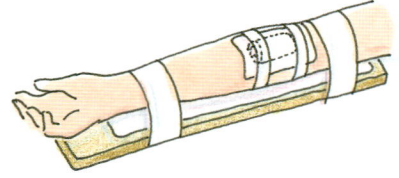

検査後の絶対安静は、場合によっては検査以上の苦痛。動かしていい部位を教える・話し相手になるなどの心づかいが喜ばれます。食事を食べやすいおにぎりにしたり、手やタオルを差し込むといった腰痛へのケアも必要です。

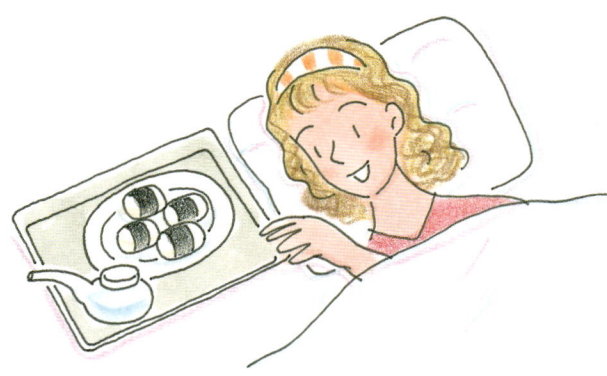

必要物品

心臓カテーテルセット	術野滅菌用具（穴あき四角布・四角布・ガーゼ）
ヘパリン・生理食塩水	滅菌ゴム手袋・滅菌手術衣
（必要時）造影剤	切開・縫合用具
皮膚消毒用トレー	心電計・血圧計・救急セット
局所麻酔用トレー（注射器・注射針・局所麻酔薬）	絆創膏

ECHOGRAPHY
超音波検査

説明はここがポイント

● 「超音波を当てて、内臓や体の内部を映し出す検査です」と説明。
● 経腟超音波検査によって、早期から胎児や女性の生殖系の診断が行われます。
● 体に害のない、痛みのない検査であることを話し、安心していただきます。

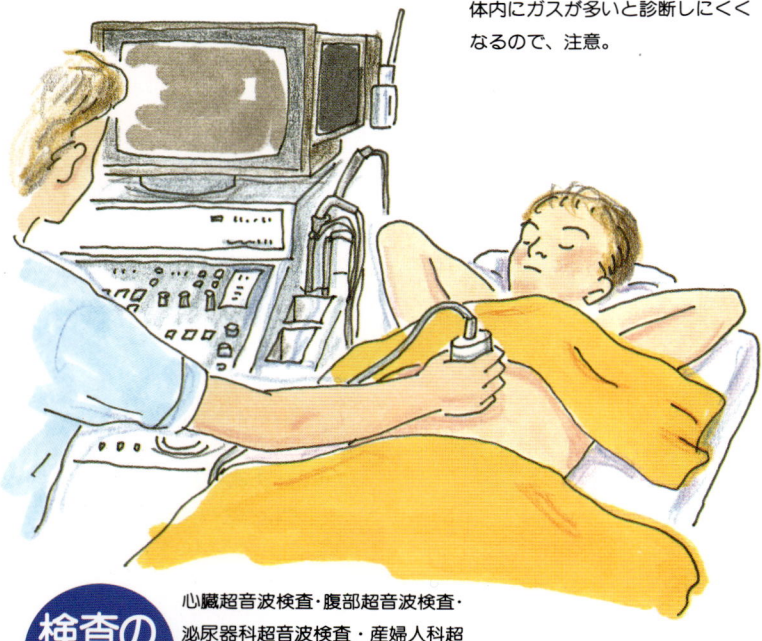

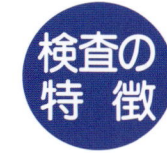

検査の特徴

超音波で体内を観察する検査で、人体に無害。痛みもなく、妊娠中でも受けることができ、第2の聴診器といわれます。
超音波は空気中を伝わらないため、体内にガスが多いと診断しにくくなるので、注意。

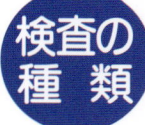

検査の種類

心臓超音波検査・腹部超音波検査・泌尿器科超音波検査・産婦人科超音波検査（妊産婦検診）・甲状腺超音波検査・乳房超音波検査など、肺と骨以外の内臓と軟部組織の観察に威力を発揮します。

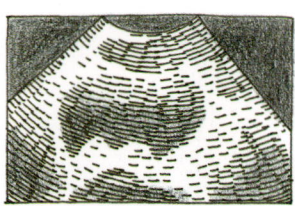 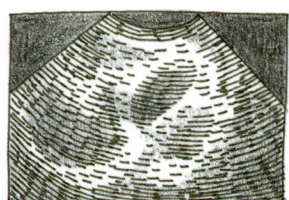
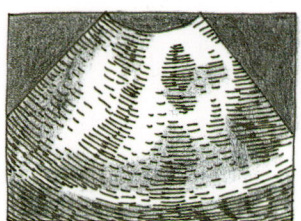 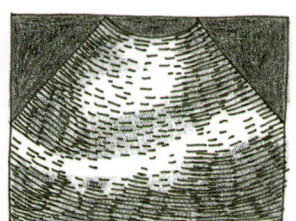

ここに注意

上腹部検査の場合、検査前1食は禁飲食。特に、胆嚢検査の際は、食事をすると胆嚢が収縮して、診断しづらいので注意します。

腹部の検査時、便秘やガス貯留のある患者には、前日に下剤を服用させます。ガスは超音波を通さないので注意。

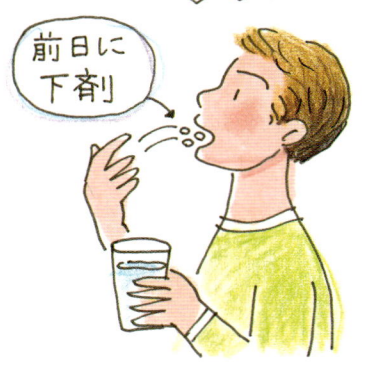

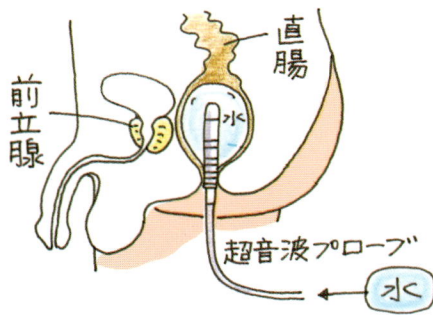

前立腺検査の場合は、肛門からプローブを入れ、直腸内でバルーンを膨らませます。不快感があるため、あらかじめ患者さんに話し、了解を得ます。

検査時、必要以上に露出しない、ナースがじっとみない、など羞恥心への配慮も大切。

経膣超音波検査は、膣内に検査器具を挿入して動かすため、不快感を伴います。

検査の準備

- 上腹部超音波検査の場合、検査前1食は禁飲食。
- 腹部検査の際は、腸内のガス貯留に注意。前日に、下剤を服用することもあります。
- 前立腺検査の際は、浣腸し、直腸を空にしておきます。
- 泌尿器科の検査では、尿をためておくことがあります。

検査の方法

- 皮膚にゼリーを塗った後、プローブを当てます。超音波を発して内臓や軟部組織からの反射を映し出します。

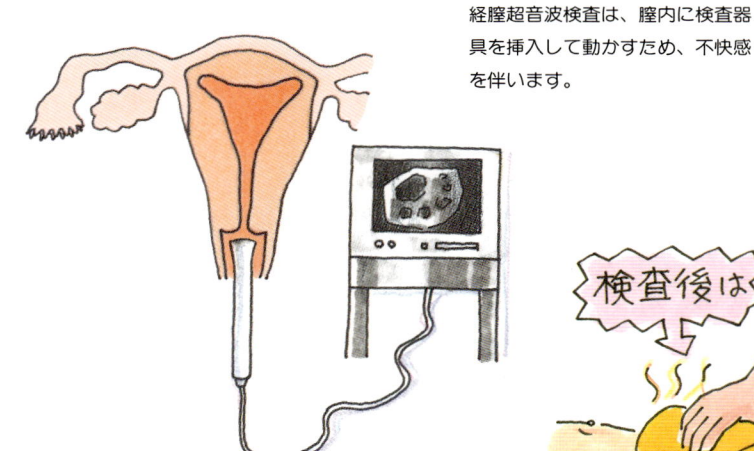

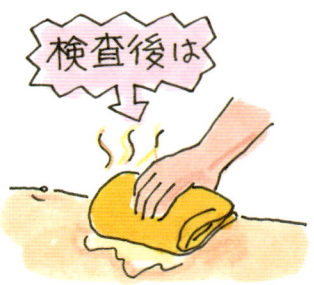

検査後、皮膚に塗ったゼリーを蒸しタオルと乾いたタオルで十分にふきとり、皮膚に残っていないことを確認します。

ELECTROENCEPHALOGRAPHY

脳波検査

説明はここがポイント
- 「頭にたくさんの電極をつけ、脳の電気活動を記録する検査です」と説明。
- 痛みのない検査であることを話し、安心していただきます。
- 前日に洗髪して、頭皮を清潔にし、当日は整髪料などはつけないよう話します。
- 前夜は十分睡眠をとり、極端な空腹や満腹を避け、リラックスして検査を受けるよう話します。

検査の準備
- 鎮痙薬は脳波に影響を与えるため、服薬中止の場合と、継続して効果をみる場合があるので指示を確認します。
- 服薬中の薬剤を検査室に連絡。薬によっては、脳波に影響を与えます。睡眠薬・精神安定薬は、基本的に中止。
- 前日に、洗髪。頭皮を清潔にし、整髪料などをつけずにおきます。
- 睡眠を十分にとります。
- 食事は普通にとり、極端な空腹や満腹を避けます。
- 義歯（脳波雑音の原因になることがある）をとり、検査前に排泄をすませます。

検査の実際
頭皮に多数の電極を装着し、頭皮上に現れる脳の電気活動を記録します。開眼・過呼吸・音刺激・光刺激・睡眠時などの負荷脳波を記録する場合もあります。

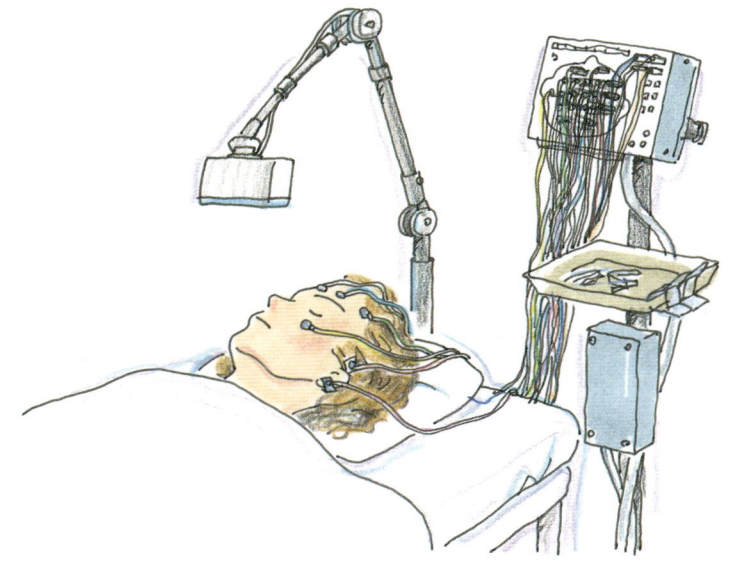

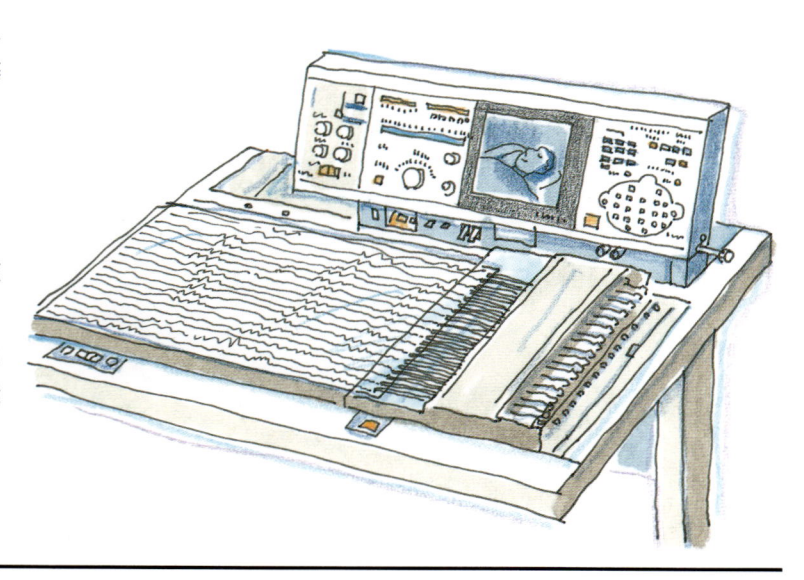

ここに注意

室温が低いと、ふるえて筋電図が混入。室温が高いと汗が記録の妨げになります。

体に力が入ったり、歯をくいしばっていると、筋電図が混入します。ゆったりと、リラックスしていただくようにします。

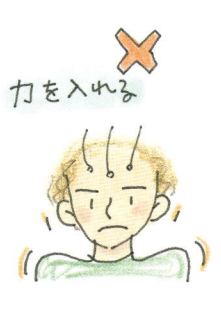

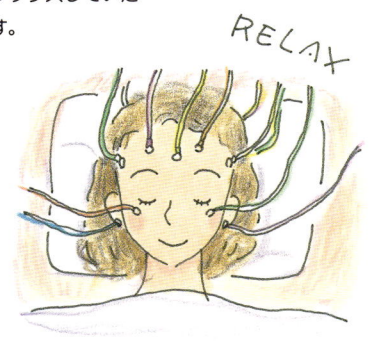

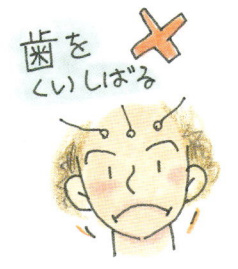

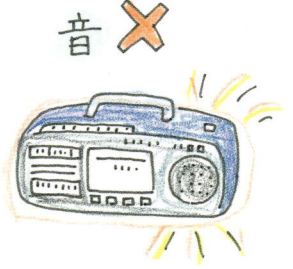

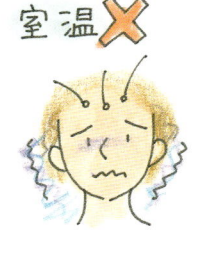

検査の方法

- 頭部にクリームを塗って電極を装着。シールドルーム内で臥床し、脳波計で脳波を記録します。
- 開眼・過呼吸・音刺激・光刺激などの刺激を与えたり、睡眠時に測定することもあります。
- 場合によっては、ポータブルの脳波計を用い、ベッドサイドで行うこともあります。

重症の人や意識のない人の場合は、検査中、そばにつきそい、転落や容体の変化に注意します。

脳波検査は、てんかんの診断に用いられることが多いので、発作の誘発に注意。開口器・エアウェイ・舌圧子・強心薬・鎮痙薬などをそろえ、すぐに医師に連絡できるようにしておきます。

検査後

検査後は、頭髪に付着したクリームを蒸しタオルでふきとります。入院患者の場合は、できれば洗髪を。

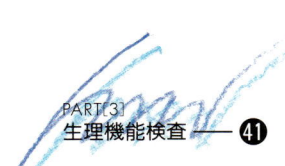

ELECTROMYOGRAPHY
筋電図検査

説明はここがポイント
● 「筋肉が収縮した時に発生する電位を観察したり、記録する検査です。筋肉を動かしている神経・神経と筋肉の接合部・筋肉のうち、どこに障害があるのかを調べ、診断と治療に役立てます」と、説明。
● 針電極の場合は、刺入時に痛みがあること、1〜2日、鈍痛が残ることを話します。
誘発筋電図の場合は神経を刺激するため、ビーンという痛みがあることを伝えておきます。
検査の必要性を説明し、承諾していただきます。

検査の準備
● 針電極使用の場合は、刺入部をできるだけ清潔にしておきます。
● 感染症の患者に針筋電図を行う場合は、同じ電極をほかの患者に使用しないよう、検査室に連絡しておきます。
● 誘発筋電図の場合は、与薬の中止をすることがあるので、指示を確認。

針筋電図

筋肉に針電極を刺入。安静状態および力を入れた状態で、筋線維の活動電位を観察・記録します。正常な場合、安静状態では活動電位はまったくみられません。

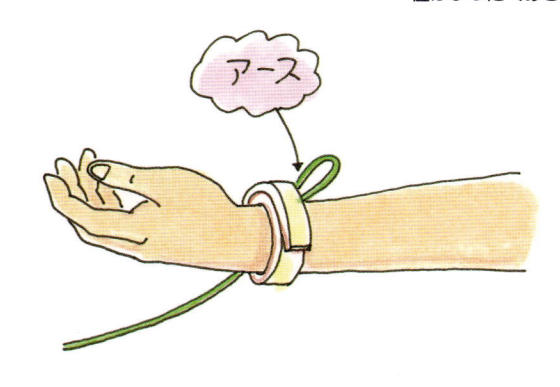

アース

針電極の刺入時に、痛みがあります。あらかじめ、なぜ、この検査が必要なのかを説明し、納得していただくことが大切。

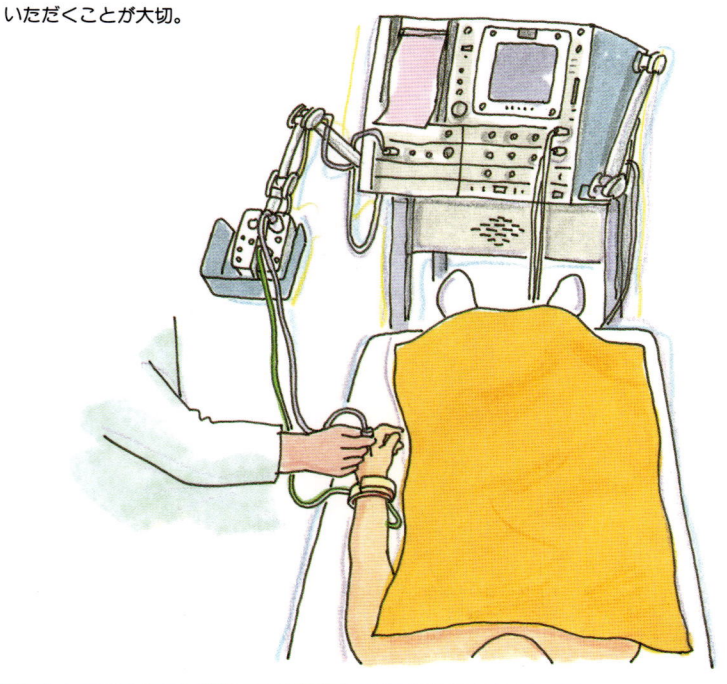

Art of Nursing

誘発筋電図

平らな電極を皮膚に接着。主に末梢神経に電気刺激を与え、筋群に誘発される活動電位を観察・記録します。

神経を刺激するので、ビーンという痛みが走ります。あらかじめ、患者さんに話して承諾を得、驚かせないようにします。

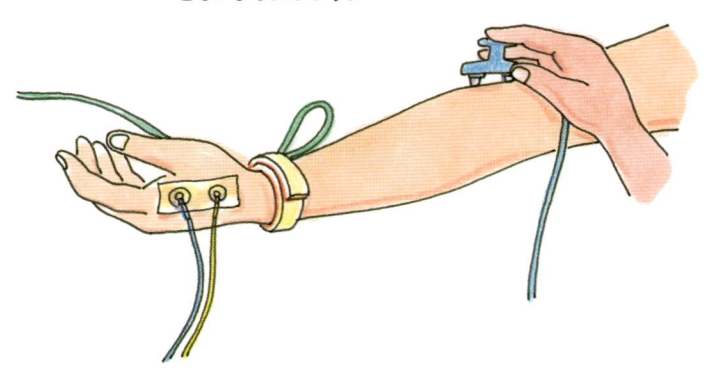

検査の方法

針筋電図

●針電極と刺入部の皮膚を、アルコールで消毒。電極を筋肉に刺入し、安静状態および力を入れた状態で筋線維の活動電位を観察・記録します。

誘発筋電図

●神経に電気刺激を加え、その支配下にある筋群の活動電位を観察し、記録します。皮膚に電極を接着して行います。

末梢神経に電気刺激を加えると、支配下の筋線維がいっせいに収縮。これに対応した誘発電位が記録されます（M波）。
末梢神経の2点を順番に刺激し、支配筋上の同じ部位で、それぞれM波を記録。刺激部位間の距離をM波の現れるまでの時間の差で割ると、運動神経伝導速度を求めることができます。

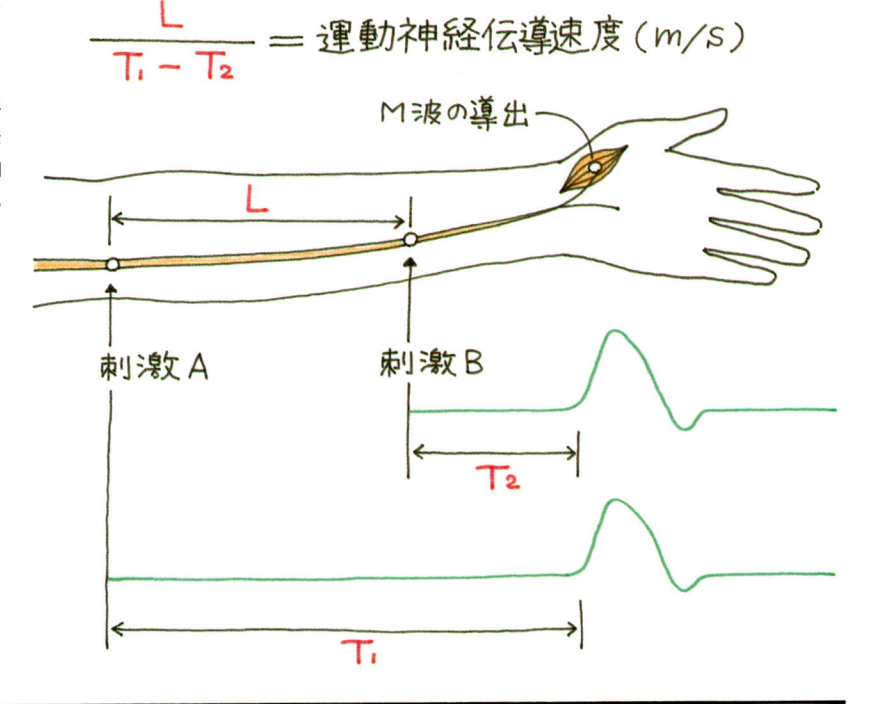

$$\frac{L}{T_1 - T_2} = 運動神経伝導速度(m/s)$$

RESPIRATORY FUNCTION TEST
呼吸機能検査

説明はここがポイント

● 「鼻にクリップをし、計測器の筒をくわえて呼吸をします。普通に呼吸をしたり、思い切り息を吸ったり、吐いたりして肺の機能を調べます」と説明。

● 患者さんが、指示どおりに呼吸をしないと、検査は成立しません。必要性をよく話し、検査に協力していただきます。

● コルセットや帯などは避け、胸を圧迫しない、なるべくゆったりとした服装をするよう、説明しておきます。

検査の実際

スパイロメーターの筒をくわえて呼吸し、出入りする空気の量と速度を記録。呼吸曲線（スパイログラム）を記録し、換気機能をみる検査です。

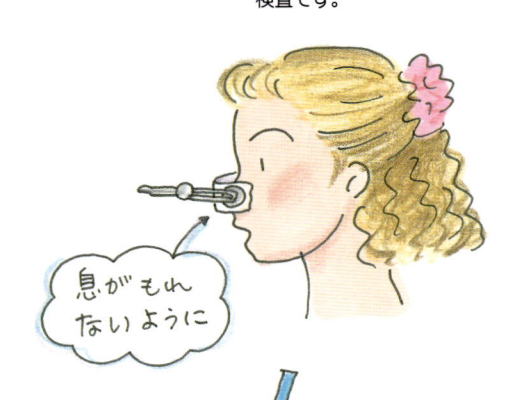

息がもれないように

おもいっきり吐きます

検査の際、義歯はとり、ネクタイはゆるめます。息がもれないよう鼻にクリップをし、指示に合わせて息を吸ったり、吐いたりします。

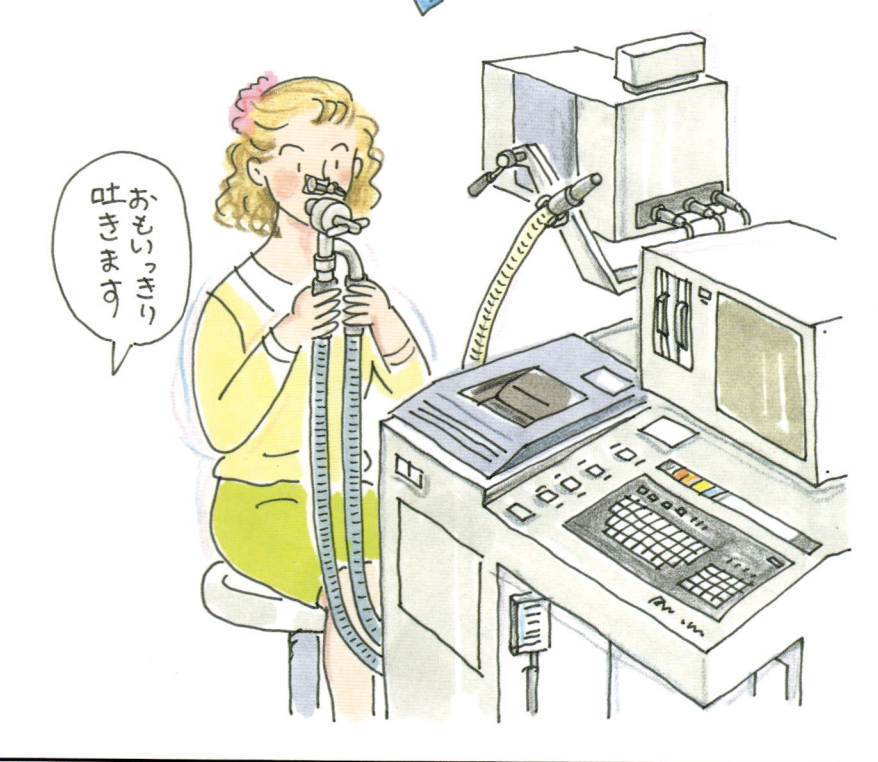

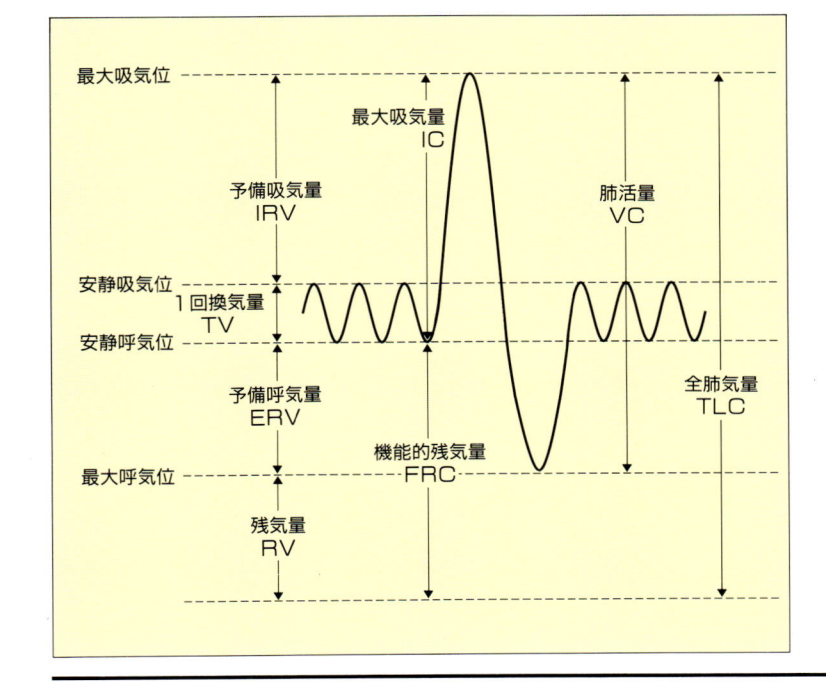

検査の準備

- 身長・体重を必ず、検査用紙に記入。
- 食直後の検査は避けます。
- なるべく胸部を圧迫しない、ゆったりとした服装にします。
- 息切れの激しい人は、車椅子で送ります。
- 咳嗽の激しい場合は、鎮咳薬を与えます。
- 喀痰の多い場合は、体位変換でできるだけ喀出しておきます。
- 気管支拡張薬は、検査の目的によっては中止。指示を確認します。与えた場合は、検査室に連絡。
- 感染源となる菌を排出する患者や、心疾患のある患者の場合も、検査室に知らせておきます。

検査の方法

- スパイロメーターで、呼吸によって出入する空気の量や速度を記録します。
- 鼻にクリップをつけ、機器の筒をくわえて、安静呼吸・最大吸気・最大呼気などを測定します。
- 健康診断などでは、簡便な呼吸機能解析装置を用いることがあります。

ここに注意
結核菌・緑膿菌など感染源となる菌を排出している患者や、梅毒反応陽性者などの場合は、検査室に知らせ、器具の選択や消毒ができるようにします。

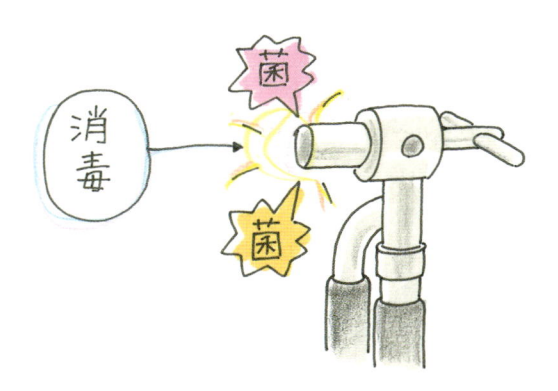

スパイログラム
スパイロメーターを用い、肺活量（VC）・最大吸気量（IC）・予備吸気量（IRV）・予備呼気量（ERV）・1回換気量（TV）などを求めることができます。

- 最大吸気位
- 最大吸気量 IC
- 予備吸気量 IRV
- 肺活量 VC
- 安静吸気位
- 1回換気量 TV
- 安静呼気位
- 予備呼気量 ERV
- 全肺気量 TLC
- 機能的残気量 FRC
- 最大呼気位
- 残気量 RV

BASAL METABOLIC RATE
基礎代謝率測定

説明はここがポイント

● 「人間が安静にしている時に必要なエネルギー量が、基礎代謝です。これを測定し、甲状腺やそのほかの病気の診断に役立てます」と説明。

● 前日の夕食をとったら、検査終了まで禁飲食。夕食時も、それ以後もコーヒー・紅茶・炭酸飲料・アルコール・たばこや薬など、刺激物は特に控えることを話します。

● 検査前は横になって静かにし、読書や会話も行わないことを説明しておきます。

● 検査は静かな部屋で安静にして行い、苦痛のないものであることを話します。

説 明

検査前12時間は、禁飲食。夕食時にも、アルコール・コーヒーなど刺激物、過食は控えることを強調しておきます。
正確なデータを得るためには守らなければならないと、納得していただくことが必要です。

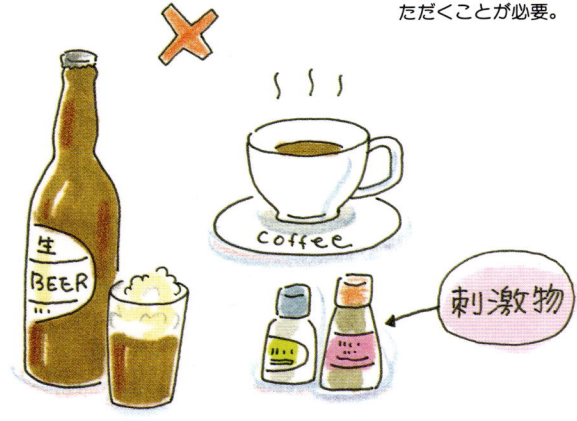

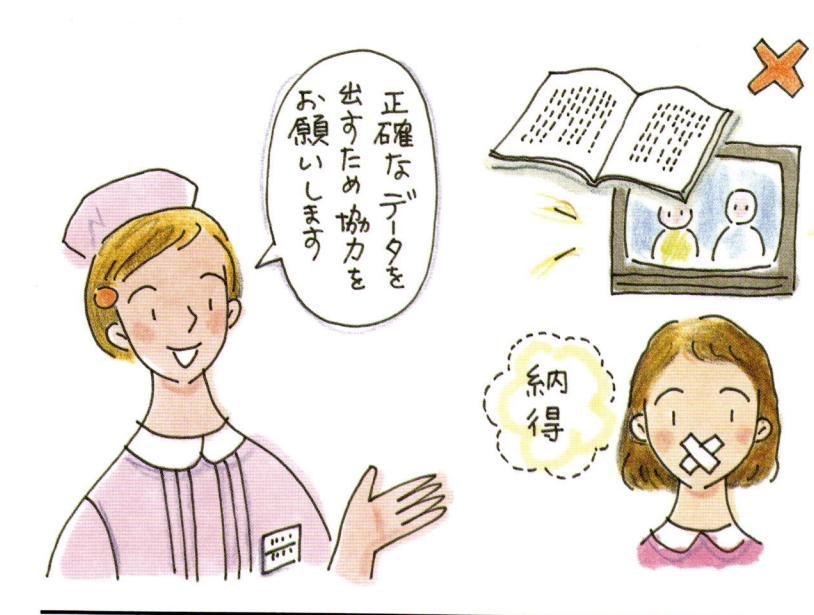

「話をするぐらい、なあに、かまわないさ」
検査前の会話や読書・テレビ・運動の禁止は、患者さん自身が検査の意義をよく理解していないと、なかなか守れません。精神的な興奮や体動が、検査値に影響することを納得していただくことが大切。

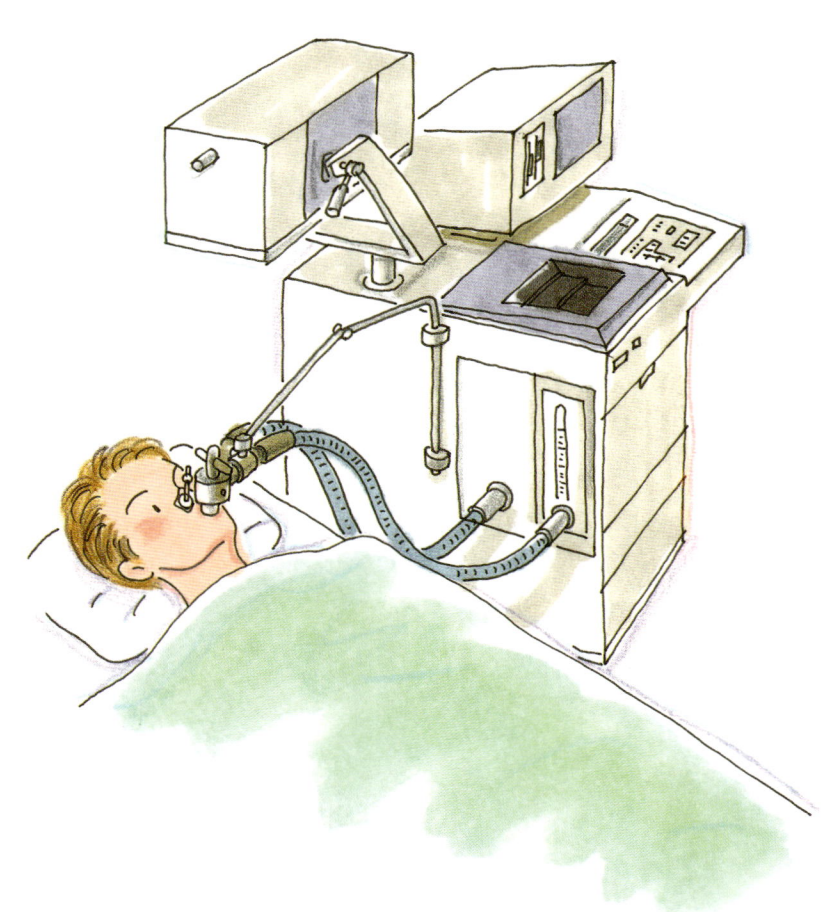

検査の準備

●前日の夕食後から、検査終了まで禁飲食。禁剤（主治医に確認）。夕食には、蛋白質をとりすぎないようにします。
●前夜は十分に睡眠をとります。大部屋の場合は、同室の人に協力を求めます。
●発熱時・月経時は、検査をとりやめます。
●当日の朝はトイレに行くのみとし、安静臥床。運動・読書・テレビ・談話も禁止。外来者は車で来院していただきます。

検査の方法

①検査1時間くらい前に、車椅子で検査室へ。
②静かな部屋（室温20～25℃・湿度約60％）で、約1時間臥床。
③マウスピースをつけて、装置内の酸素を呼吸し、酸素消費量を測定します。
④基礎代謝率を算出。

検査の実際

心身ともに安静にした状態で、一定時間内の酸素消費量を測定。基礎代謝量（生命維持に必要な最小限のエネルギー量）を算出し、基準値と比較（％）します。
正常値：±10％

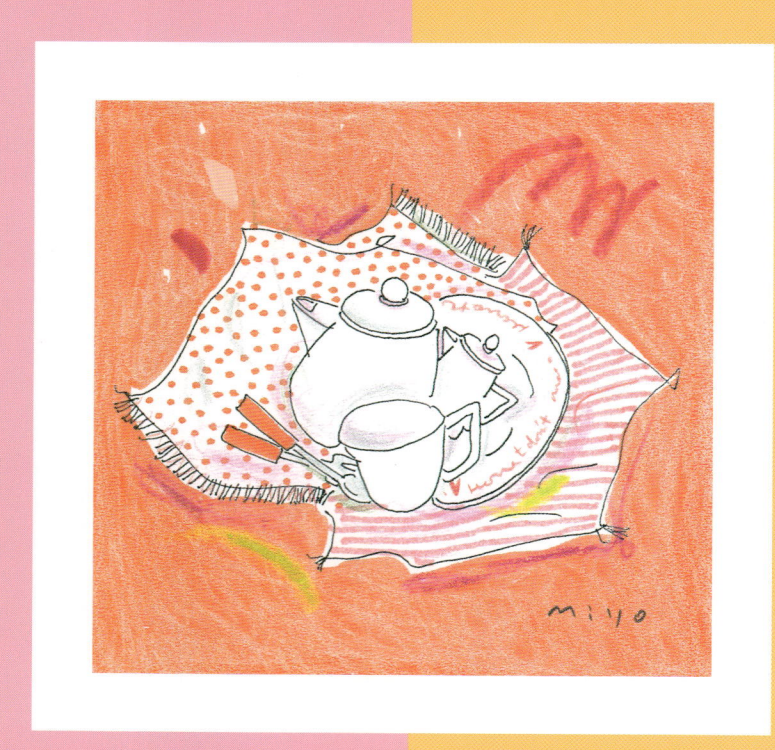

PART[4]
肝・胆・膵機能検査

ここに取り上げた"十二指腸液検査"ほか3つの検査は、いずれも患者さんの理解の下に、長い時間を費やしたり、時間どおり正確に実施することが必要になります。説明とパンフレットに心をこめた工夫を。

DUODENAL SOUNDING
十二指腸液検査

説明はここがポイント
- 「口から十二指腸に管を入れ、胆汁をとります。胆汁の出方や状態を調べて、肝臓・胆嚢・胆道に異常がないか確かめます」と説明。
- 「管が入るまで少し時間がかかりますが、入ってしまえば後は楽。時間をもてあますこともあるので、読み物を用意してもいいですね」と、アドバイス。
- 前日の夕食後から検査終了まで、禁飲食。水・茶・ジュースのほか、薬も飲まないことをお話ししておきます。

検査の準備
- 前日の夕食後から禁飲食。薬も不可。
- 前日までに必要物品を準備。液を採取する試験管には、患者の氏名・日付・A～C胆汁液の別を貼付します。
- 患者の衣服は、胸腹部をしめつけないものに。義歯は、はずします。
- 検査前に排泄をすませます。

検査の実際
管を口から十二指腸まで入れ、胆汁を採取します。

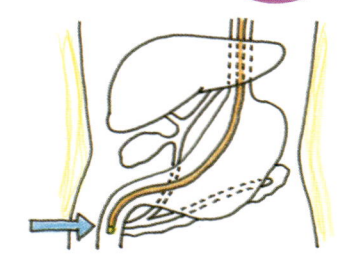

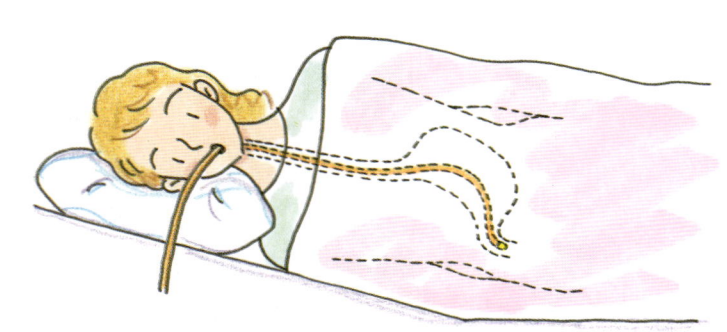

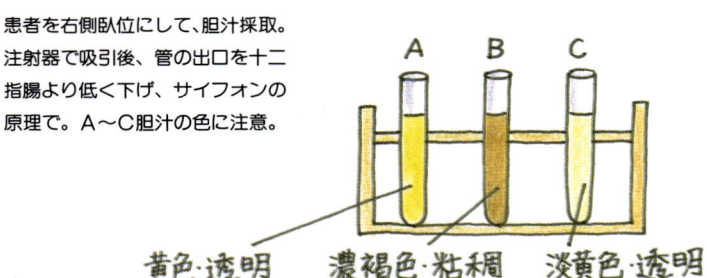

患者を右側臥位にして、胆汁採取。注射器で吸引後、管の出口を十二指腸より低く下げ、サイフォンの原理で。A～C胆汁の色に注意。

A 黄色・透明
B 濃褐色・粘稠
C 淡黄色・透明

必要物品
- 十二指腸液検査セット（十二指腸カテーテル・クレンメなど）
- 局所麻酔用ゼリー
- 試験管・試験管立て
- （必要時）滅菌試験管
- 試験管貼付用シール
- 25％硫酸マグネシウム40mℓ・注射器
- リトマス試験紙・絆創膏・膿盆
- メジャー・ティッシュペーパー
- ゴムシーツ・処置用シーツ

ここに注意

「管の先についている金具を飲み込むようなつもりで、ゆっくりと飲んでみてください」
管を飲み込むのは、なかなかたいへん。コツを説明します。

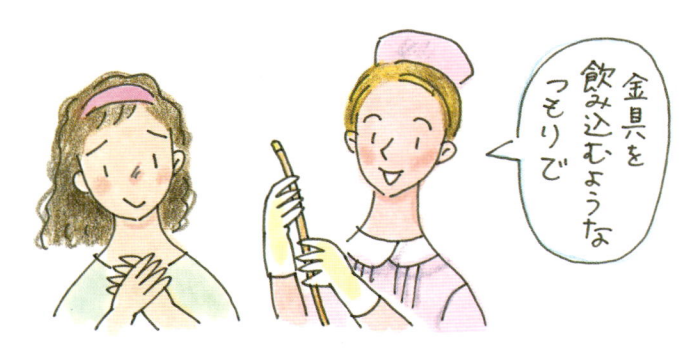

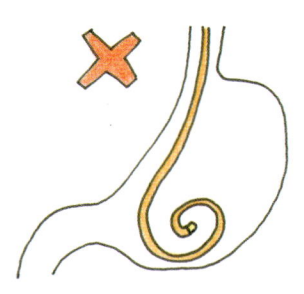

（イラスト：「金具を飲み込むつもりで」）

管が胃まではスムーズに入っても、幽門には入りにくいのが普通。時間をかけて、自然に入るのを待ちます。無理に押し込むと、胃の中でトグロを巻いてしまうことが…。この場合は、40～50cmのところまで出し、再挿入します。長時間たっても胆汁が出ない時は、主治医の許可を得、X線透視下で再挿入することも必要。

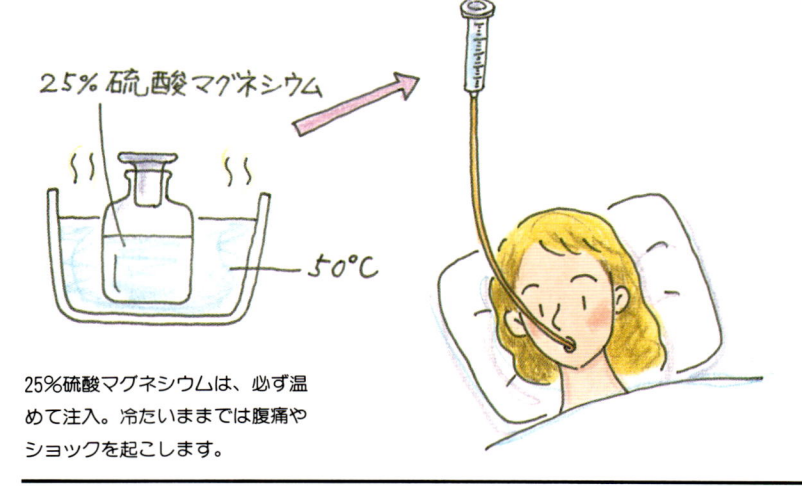

25％硫酸マグネシウム　50℃

25％硫酸マグネシウムは、必ず温めて注入。冷たいままでは腹痛やショックを起こします。

検査の方法

①患者は起坐位。管の先に局所麻酔用ゼリーを塗り、口から45cmくらい嚥下していただきます。管の先は胃噴門部へ。

②ベッド上部を少し上げ、右側臥位に。カテーテルをゆっくりと、10cmくらい進めます。

③そのまま30～60分、管が自然に幽門を通過するのを待ちます（管の先は口から60～70cm）。

④注射器で吸引し、弱アルカリ性・黄色透明な液が出たらA胆汁。管を絆創膏で固定し、管の出口を低く下げて出なくなるまで自然流出させます（5～30mℓ）。

⑤体温に温めた25％硫酸マグネシウム40mℓを注入。注射器の外筒に入れ、自然落下させた後、クレンメで2～3分止めます。

⑥クレンメをはずし、自然流出。濃褐色・粘稠なB胆汁を採取します（30～50mℓ）。

⑦淡黄色・透明な液に変わったらC胆汁。別の試験管に採取します（20～30mℓ）。

⑧管をクランプし、静かに抜いて膿盆へ。

⑨採取液を検査室に提出。

PART[4] 肝・胆・膵機能検査

INDOCYANINE GREEN TEST
ICGテスト

説明はここがポイント
- 「薬を注射した後、血液をとり、肝臓の機能を調べます」と説明。
- 検査前は、禁飲食。朝、何も飲食せずに行うことを話します。
- 採血は、正確な時間に行うことを話し、時間のメモを渡しておきます。

検査の準備
- 検査前1食は、禁飲食。できるだけ、早朝・空腹時に実施します。
- 試薬の必要量を決めるため、体重を測定します。
- ICG試薬はヨードを含んでいます。ヨード過敏反応の有無を確認。
- 採血用スピッツに病棟名・患者氏名・日付・採血時間を記入。

検査の実際
ICG（インドシアニングリーン）試薬を静脈注射。15分停滞率の場合は15分後、血漿消失率の場合は5分・10分・15分後に採血し、肝機能を調べます。

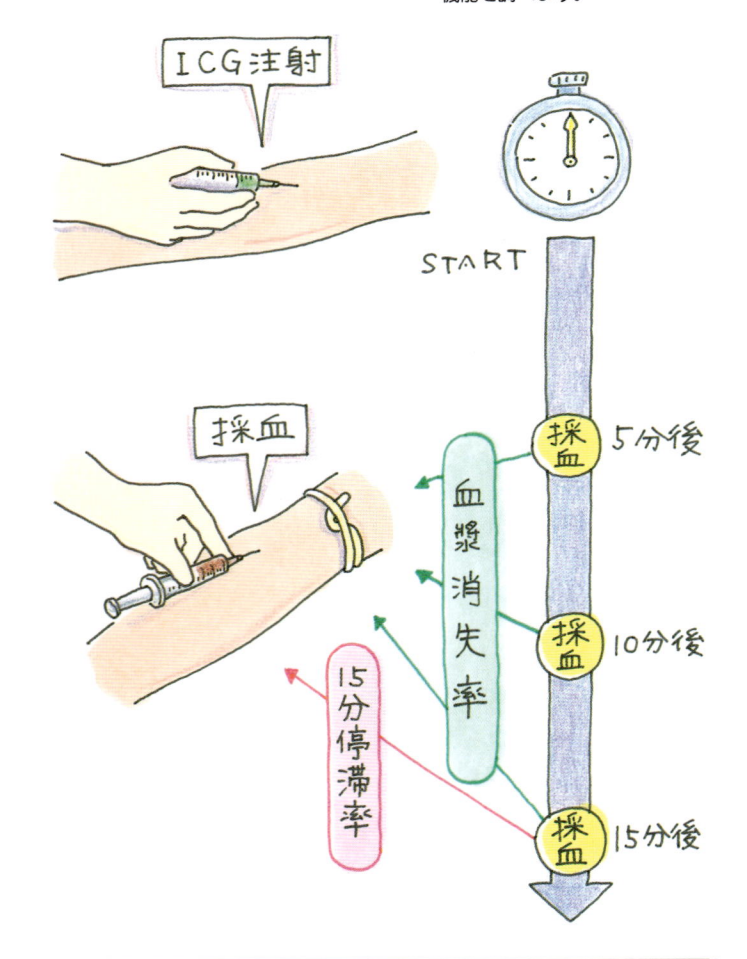

ICG注射
START
採血
採血 5分後
血漿消失率
採血 10分後
15分停滞率
採血 15分後

必要物品
- ICG試薬（0.5mg/kg）
- 静注用注射器
- 採血用注射器
- 注射針
- スピッツ・注射用トレー
- ストップウォッチ

ここに注意

静脈注射は血管外へもらさないよう、完全に行います。もれた場合は検査を中止し、再検査。

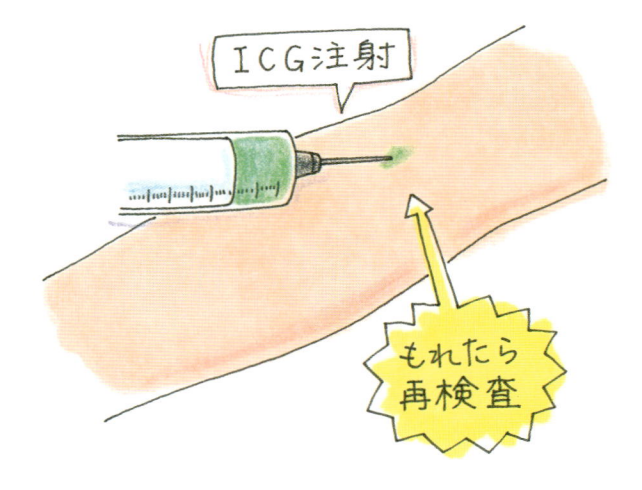

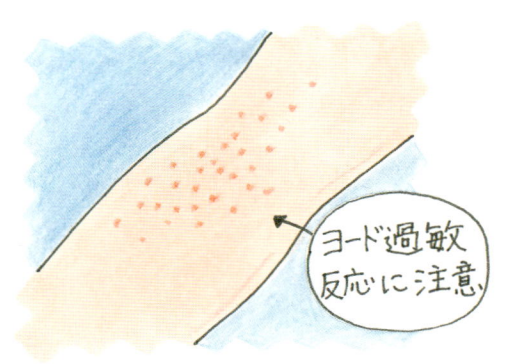

ICG注射

もれたら再検査

ICG試薬は、ヨードを含みます。ヨード過敏反応（熱感・動悸・皮膚発赤・悪心・嘔吐など）がみられたら、検査を中止します。

ヨード過敏反応に注意

ICGの血中消失は非常に速く、採血は、決められた時間の±15秒以内に行う必要があります。ずれた場合は、○分○秒と採血時間を正確に記録。

採血時間は正確に！

検査の方法

15分停滞率

①まず、静脈より採血（3㎖）を行います。
②ICG（インドシアニングリーン）試薬の量は、体重1kg当たり0.5㎎。溶解用蒸留水に正確な量を溶いて、注射器に用意します。
③医師は試薬を、30秒以内に終わるよう静脈注射。ナースは患者の状態を観察します。ショックやアレルギー反応に注意。
④試薬注入開始と同時に、ストップウォッチをスタート。
⑤15分後、静脈注射とは反対側の腕から、3㎖採血します。
⑥採血したスピッツは、すみやかに検査室へ提出（正常値10％以下）。

血漿消失率

①〜④は15分停滞率と同様。
⑤5分・10分・15分後に、静脈注射とは反対側の腕から、3㎖ずつ採血します。
⑥採血後は、すみやかに検査室へ提出。

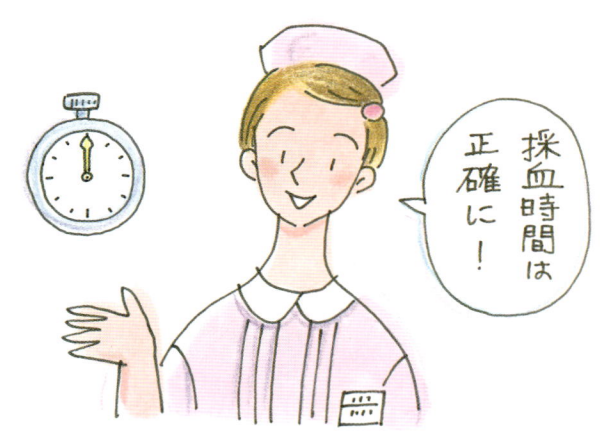

GLUCOSE TOLERANCE TEST

グルコース負荷試験

説明はここがポイント

● 「甘い水を飲んでから時間をおいて、何回か血液と尿をとります。血液と尿の糖の値を調べ、糖尿病の診断を行います」と説明。
● 前日の夕食後から検査終了まで、禁飲食。薬も飲まないことを話します。
● 全部で2～3時間かかること、その間は、できるだけ安静にしていることを説明します。

検査の準備

● 前日の夕食後から、検査終了まで禁飲食。薬も不可。
● 採血用スピッツ・採尿カップには、あらかじめ採血・採尿回数、患者氏名・日付を貼付しておきます。

検査の実際

グルコース溶液を摂取後、一定の時間をおいて採血・採尿。血糖値・尿糖値の変化を調べ、糖尿病の診断を行います。

空腹時　採血　採尿

○田○子

	採血	採尿
1回目	8:00	1回目 8:00
2	8:30	
3	9:00	2 9:00
4	9:30	
5	10:00	3 10:00
6	11:00	4 11:00

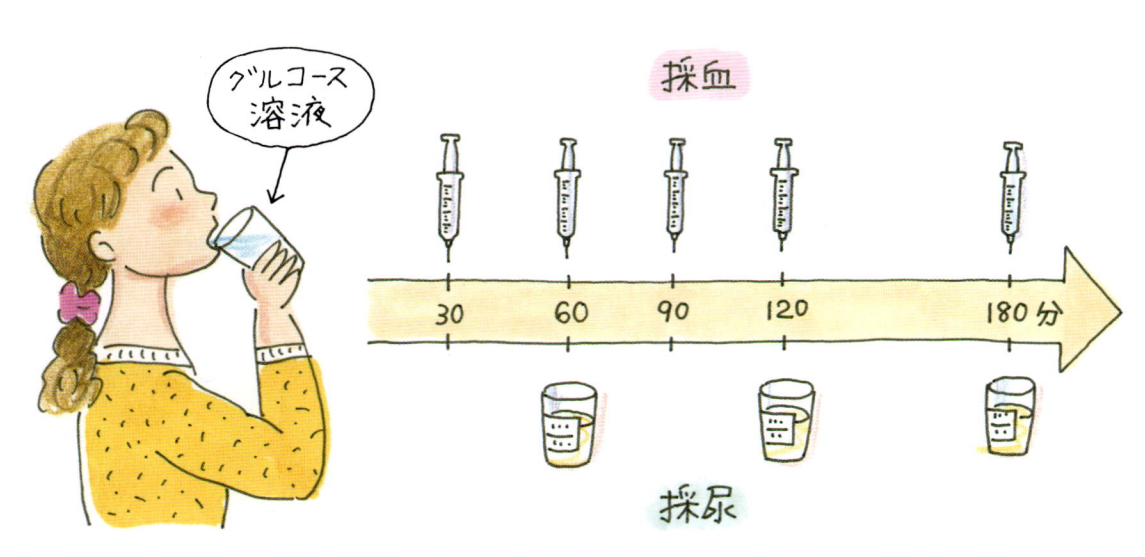

グルコース溶液

採血

30　60　90　120　　180分

採尿

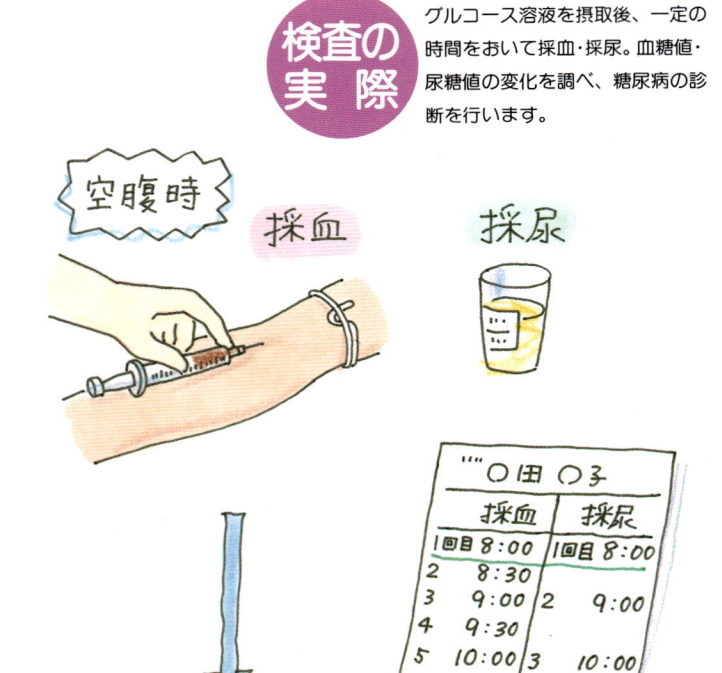

検査後

検査結果が出たら、グラフにして説明したほうが理解しやすくなります。

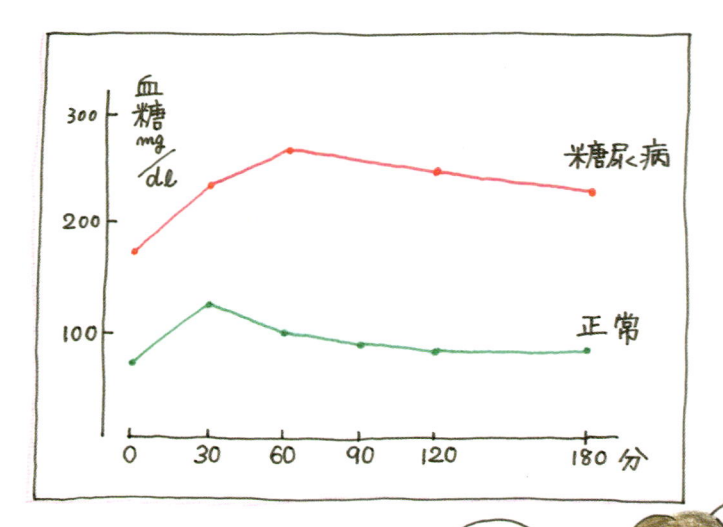

検査の方法

①早朝・空腹時に、第1回目の採血（1mℓ）と採尿をします。血液はスピッツに入れ、抗凝固剤と混ぜておきます。
②市販のグルコース溶液を飲んでいただきます。
③指示の時間ごとに、採血と採尿を行います。時間を正確に行うため、患者さんにも採取時間のメモを渡しておきます。
④検査終了まで、ずっと禁飲食。できるだけ、安静にしていただきます。

空腹時血糖値および75g糖負荷試験（OGTT）2時間値の判定基準（静脈血漿値）

	正常域	糖尿病域
空腹時値	<110mg/dℓ	≧126mg/dℓ
75gOGTT2時間値	<140mg/dℓ	≧200mg/dℓ
75gOGTTの判定	両者をみたすものを正常型とする	いずれかをみたすものを糖尿病型とする
	正常型にも糖尿病型にも属さないものを境界型とする	

随時血糖値≧200mg/dℓの場合も糖尿病型とみなす。
正常型であっても、1時間値が180mg/dℓ以上の場合は、180mg/dℓ未満のものに比べて糖尿病に悪化する危険が高いので、境界型に準じた取り扱い（経過観察など）が必要である。
（日本糖尿病学会，1999）

必要物品

グルコース溶液
口をすすぐための水
採尿カップ（200mℓ）5〜6個
注射器・注射針各6〜7本
注射用トレー
血液採取用スピッツ6〜7本

PART[4] 肝・胆・膵機能検査

SIMPLE METHOD OF BLOOD GLUCOSE MEASUREMENT

血糖値簡易検査

説明はここがポイント

- 「血液を少しとり、血糖値を調べます」と、説明。

自己測定の場合
- 「血糖値は、自分で簡単に測ることができます。方法を覚えて、行ってみてください」と話します。
- 毎日行う場合は、時間を決めて（空腹時・食後2時間など）実施するよう説明します。
- 採血の部位は毎日かえ、清潔にしておくよう話します。
- 記録ノートを作り、毎日の測定値の変化をグラフにつけておくよう話します。

検査の準備

- 血糖簡易測定器は、製品により操作法が少しずつ異なります。事前に確認を。
- 測定する前に、機器の精度を確認。バーコード法・キット法などで標準ライン（値）を合わせておきます。

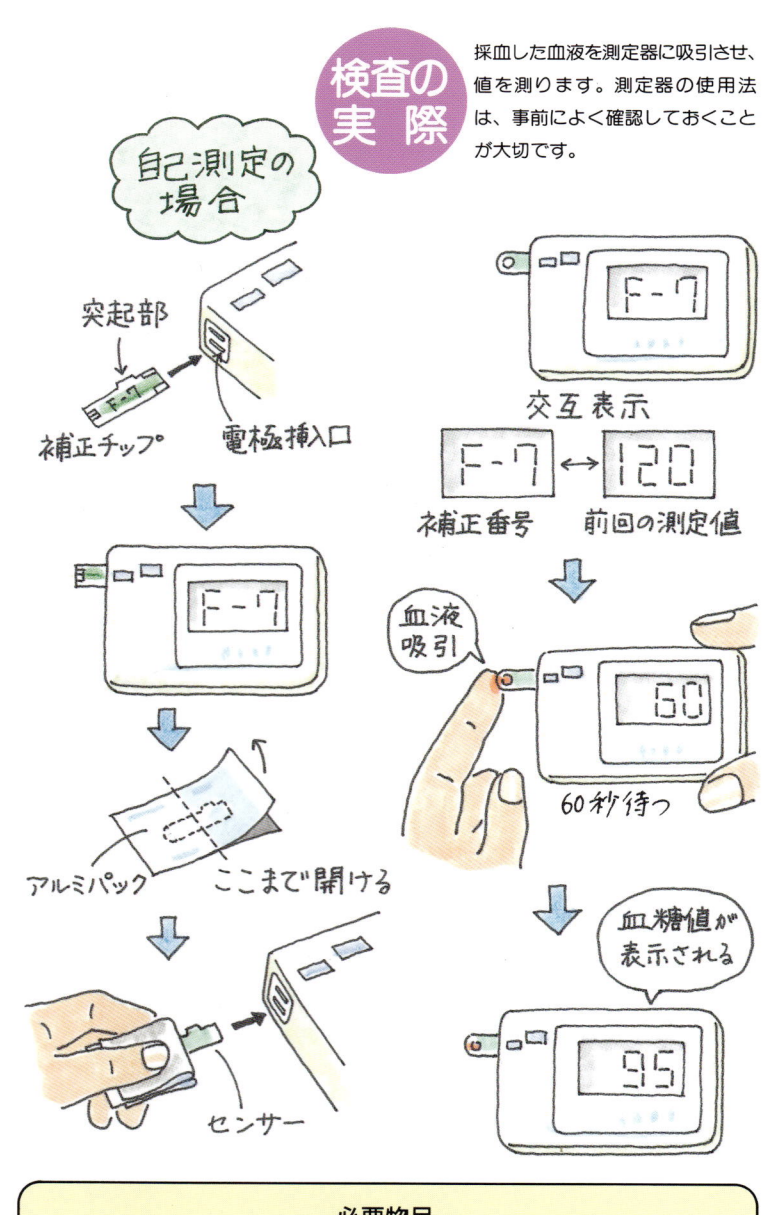

検査の実際

採血した血液を測定器に吸引させ、値を測ります。測定器の使用法は、事前によく確認しておくことが大切です。

自己測定の場合

突起部 補正チップ → 電極挿入口

F-7

交互表示
F-7 ↔ 120
補正番号　前回の測定値

アルミパック　ここまで開ける

センサー

血液吸引
60
60秒待つ

血糖値が表示される
95

必要物品

血糖簡易測定器
採血用具一式（注射針・アルコール綿など／自己測定の場合は自己採血セット）

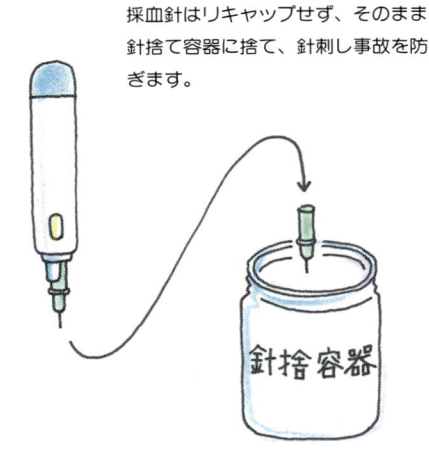

検査の方法

血糖センサーを使用するタイプ

①血糖センサーを開封し、測定器に挿入します。
②採血をします。
③血糖センサーに血液を吸引させます。
④血糖値が表示されます。
⑤血糖センサーを抜き取ります。
※測定器の使用法は、器械により多少異なります。

ここに注意

穿刺部位をうっ血させておくと、穿刺時の痛みが少なく吸引することができます。

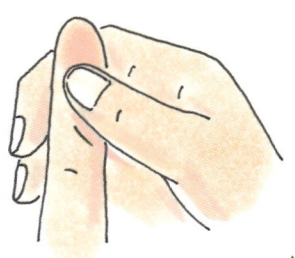

吸引した血液量が少ないと、エラーが表示されます。十分量を吸引することが大切です。

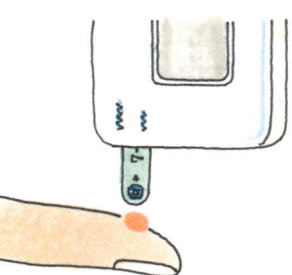

採血針はリキャップせず、そのまま針捨て容器に捨て、針刺し事故を防ぎます。

正確な測定

血糖簡易測定器では、測定範囲が決まっており、高すぎても、低すぎても表示されません。測定できない時は抗凝固剤入り真空採血管に採血し、検査室へ。

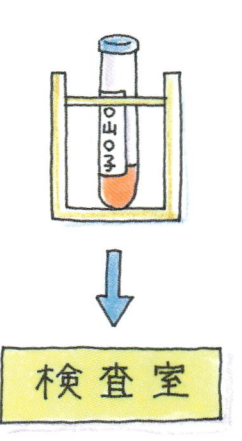

血糖値簡易検査

	全血（静脈血）		正常域（毛細管血）	
	正常域	糖尿病域	正常域	糖尿病域
空腹時	<100mg/dℓ	≧110mg/dℓ	<100mg/dℓ	≧110mg/dℓ

（日本糖尿病学会：全血を検体とする場合の75g糖負荷試験(OGTT)の判定基準，1999より抜粋）

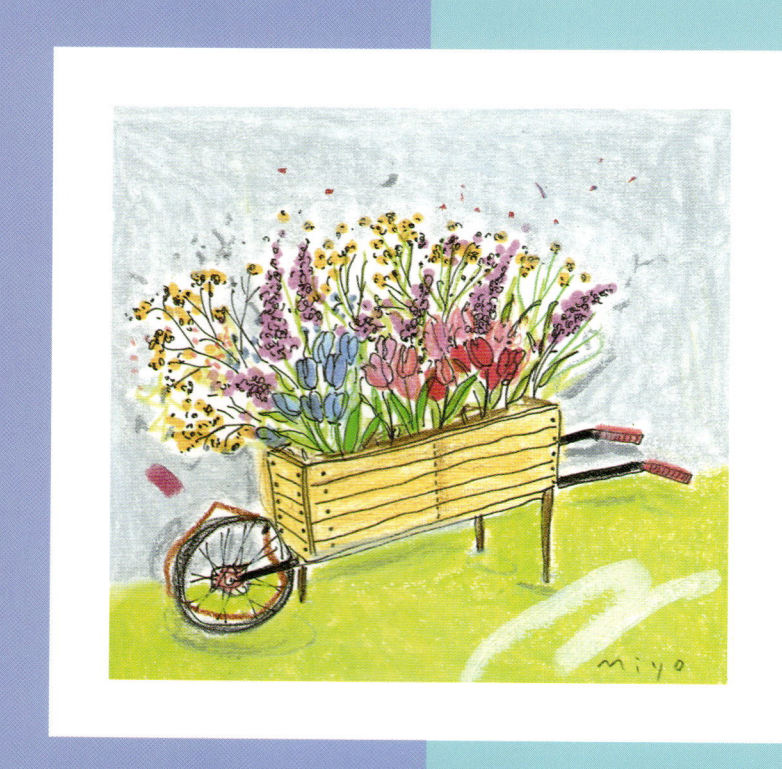

PART [5]
腎機能検査

腎機能検査を成功させるポイントは、正しい方法で、正確な時間に採尿すること。患者さん自身の自覚と協力が欠かせません。わかりやすいパンフレットを用意し、ていねいな説明を行うことが、ぜひ必要。

PHENOLSULFONPHTHALEIN TEST
PSPテスト

説明はここがポイント
● 「赤い色素を注射して、尿の中に出てくる量を測定します。腎臓の機能をみる検査です」と説明。
● 赤い尿が出ること、血尿ではないので心配しないよう話します。
● 決められた時間ごとに、尿をこぼさないよう、全部とることを話しておきます。
● 検査前禁食の指示がある場合はそれを守るよう、話しておきます。

検査の準備
● 指示のある場合、検査前は禁食。
● 正確な時間に採尿できない人（痴呆・麻痺・体動困難などのある人）の場合は、事前に採尿の方法を決めて、本人に説明しておきます。ベッド上で尿器や便器を用いたり、導尿を行います。
● 採尿カップに回数・病棟名・患者氏名を記入しておきます。

説明 患者さんにパンフレットを渡し、決められた時間に、間違いなく採尿できるよう説明します。

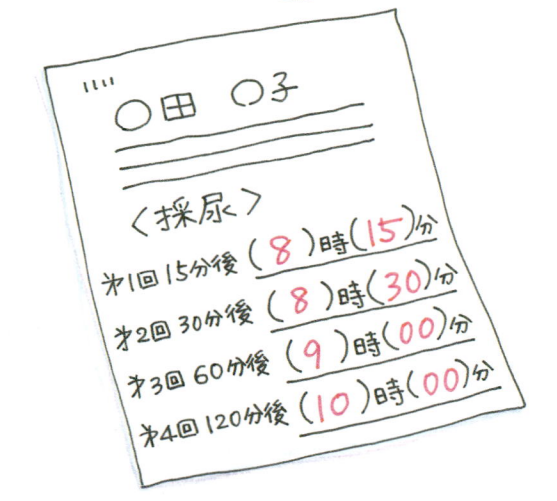

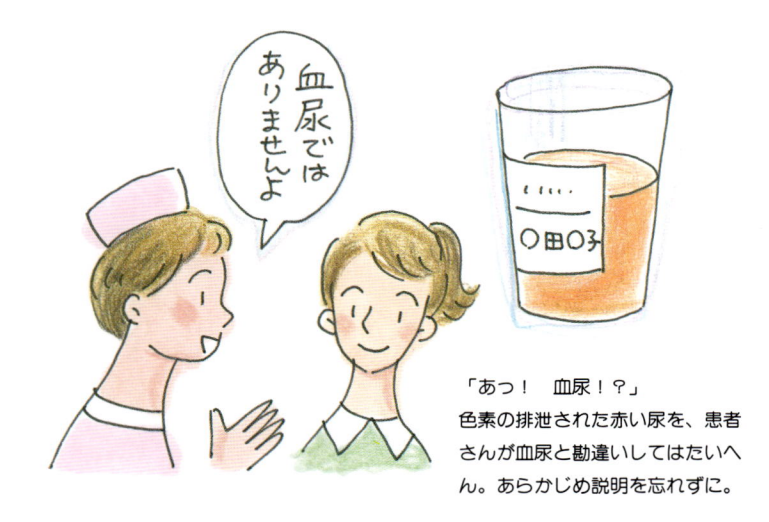

「あっ！ 血尿！？」
色素の排泄された赤い尿を、患者さんが血尿と勘違いしてはたいへん。あらかじめ説明を忘れずに。

必要物品
PSP試薬1mℓ(6mg)・飲料水(300〜500mℓ)
注射用トレー・注射器・注射針
採尿カップ(300mℓ用)4〜5個
ストップウォッチ

検査の実際

PSP試薬を静脈注射。15分・30分・60分・120分後に採尿し、PSP排泄率を測定します。
特に15分・120分の値は大切。正確に採尿します。

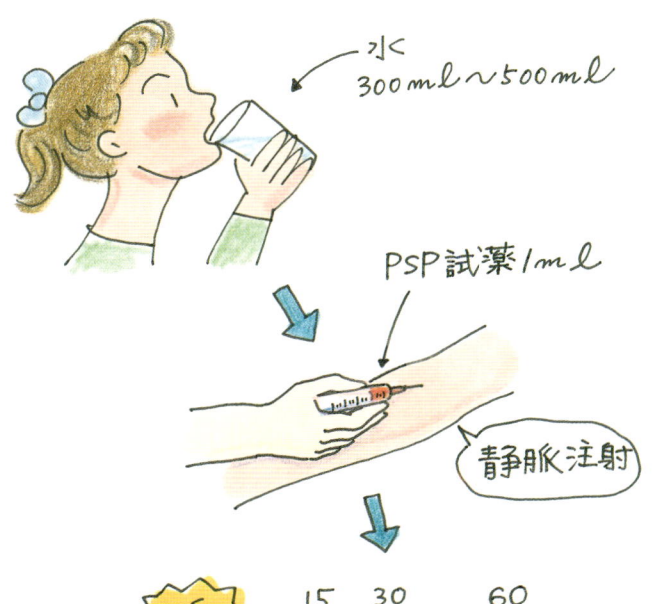

水< 300mℓ〜500mℓ

PSP試薬1mℓ

静脈注射

採尿　15　30　60　120分後

1回目　2回目　3回目　4回目

回数 → 3回目
NAME → ○田○３

PSP排泄率
正常
腎不全

検査の方法

① まず、放尿します。
② 300〜500mℓ、飲水。
③ 飲水から30分後、PSP（フェノールスルフォンフタレイン）試薬を静脈注射。1mℓを確実に注射します。多すぎても、少なすぎても検査結果が正確に出ません。
④ 静脈注射開始から15分・30分・60分・120分後に全量を確実に採尿。採尿時間のパンフレットを患者さんに渡しておきます。
⑤ 採尿後は、直ちに検査室へ提出。

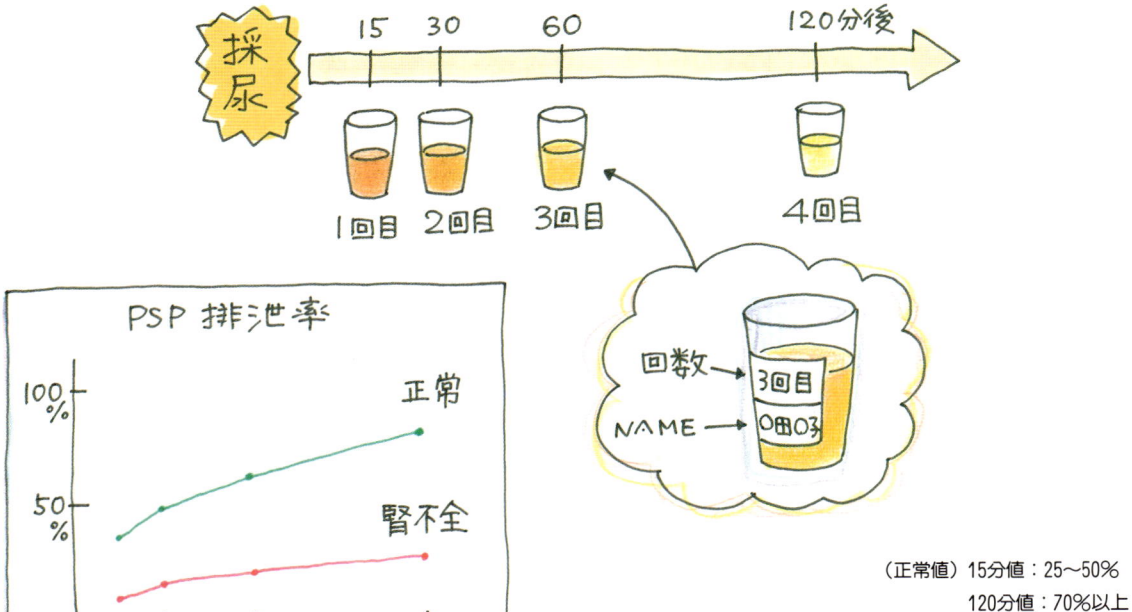

（正常値）15分値：25〜50%
　　　　　120分値：70%以上

FISHBERG CONCENTRATION TEST
フィッシュバーグ濃縮テスト

説明はここがポイント

● 「前の晩から、検査終了まで水分を制限し、尿がどれくらい濃縮されるか調べます。腎臓が水分を再吸収する能力をみる検査です」と説明。
● 前日の夕食後から、検査終了まで禁飲食。夕食は蛋白質が多く、水分が少ないものをとる必要があることを話します。
● パンフレットを用い、採尿の方法を説明します。

検査の準備

● 利尿薬や点滴は中止します。
● 前日の夕食は、原則として高蛋白（40g）・飲水制限（250mL以下）。指示どおりの食事をとったか、確認します。
● 夕食後から検査終了まで禁飲食。
● 血液中の残余窒素が高かったり、浮腫や腹水がある場合は、症状を把握しておきます。データが悪い場合は、検査中止。
● 採尿カップに、あらかじめ採尿回数・病棟名・患者氏名を記入します。

説明

「ジュース1本くらいなら、かまわないだろう」
「卵や魚ばかり、こんなに食べきれないよ。残しておこう」
患者さんの検査への理解があやふやでは、検査は成功しません。水分制限や高蛋白食を守らないと、効果が上がらないことを十分に理解していただくことが大切です。

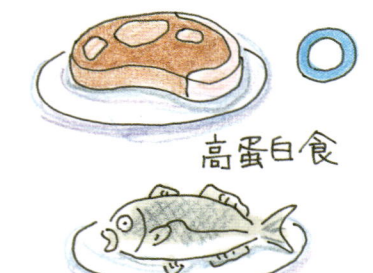

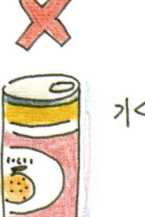

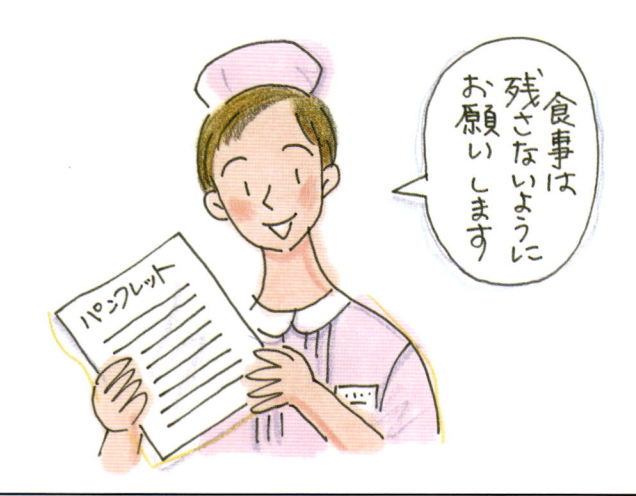

○ 高蛋白食　　× 水分

食事は残さないようにお願いします

必要物品

検査方法のパンフレット	陰部清拭用消毒綿（分泌物が多い場合）
採尿カップ（500mL）5～6個	

検査の方法

①寝る前に放尿。夜中の尿も捨てます（蓄尿中の人は袋へ入れます）。
②翌朝起きて、一番初めの尿を全量、採取します（第1尿）。
③第1尿から1時間後、再び尿を全量、採取（第2尿）。
④第2尿から1時間後に、さらに尿を全量、採取（第3尿）。
⑤第1～3尿を検査室へ提出します。

検査の実際

水分摂取量を制限し、翌朝の尿比重を調べます。腎の水分再吸収能力をみる検査です。
正常値：3回のうち少なくとも1回以上が、尿比重1.022以上であれば正常。

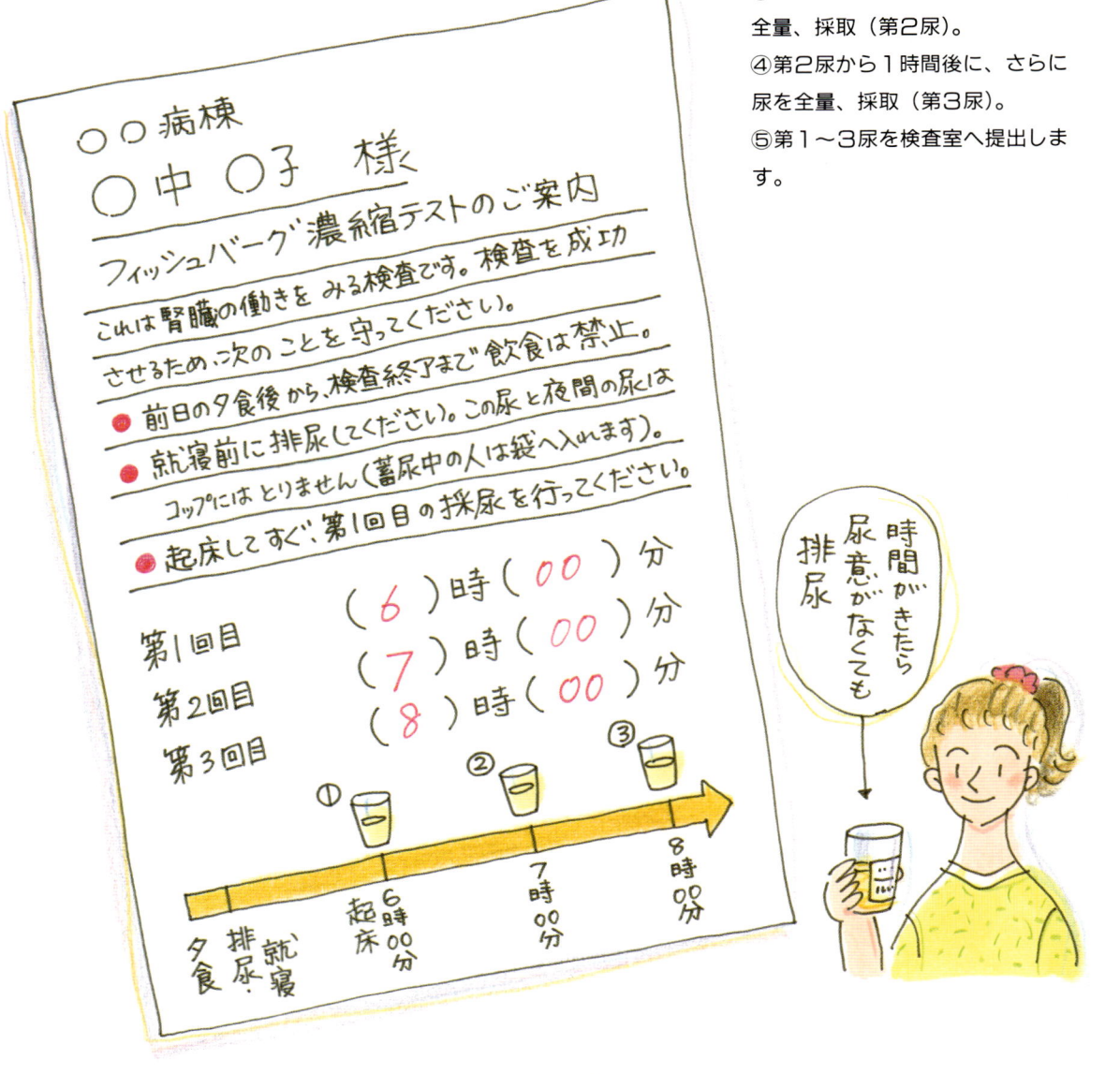

○○病棟
○中 ○子 様

フィッシュバーグ濃縮テストのご案内

これは腎臓の働きをみる検査です。検査を成功させるため、次のことを守ってください。

● 前日の夕食後から、検査終了まで飲食は禁止。
● 就寝前に排尿してください。この尿と夜間の尿はコップにはとりません（蓄尿中の人は袋へ入れます）。
● 起床してすぐ、第1回目の採尿を行ってください。

第1回目　(6)時(00)分
第2回目　(7)時(00)分
第3回目　(8)時(00)分

夕食／排尿・就寝／6時00分起床／7時00分/8時00分

時間がきたら尿意がなくても排尿

パンフレットを渡し、正確な時間と方法で採尿できるようにします。

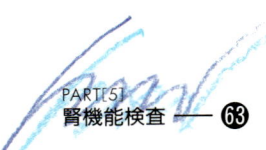

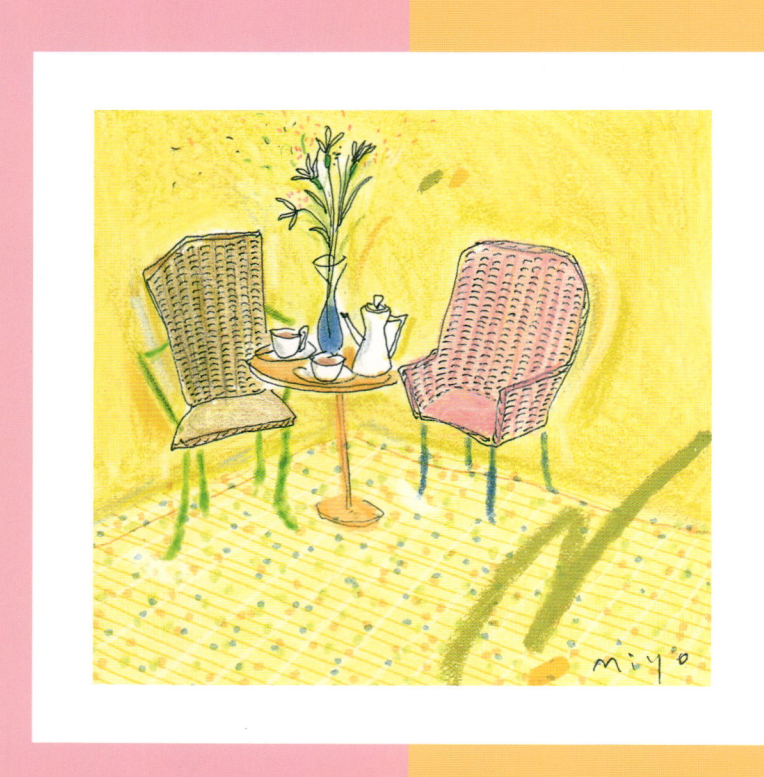

PART[6]
生検と穿刺

生検や穿刺を前にした患者さんは、不安と恐怖でいっぱいです。検査の目的・方法を話すことはもちろん、患者さんの恐怖を和らげる心づかいが大切。
検査後の出血や安静にも、注意深い観察・援助が求められます。

LIVER BIOPSY
肝生検

説明はここがポイント
- 医師が患者と家族に検査の説明をし、承諾書をとります。ナースは医師の説明を補い、患者さんの不安や疑問をよく聞いて、緊張を和らげる心配りを。
- 「肝臓に針を刺し、ほんの少し組織をとって調べます。肝臓の病気の診断に必要な検査です」と目的と方法・必要性を説明。
- 検査前1食は、禁飲食となることを話します。
- 検査後24時間は、床上安静。食事も、排泄もベッドの上で行うことを話し、心構えを持っていただきます。

検査の準備
- 全血球計算値、血小板、出血・凝固時間、プロトロンビン時間を測定し、データをそろえます。
- 絆創膏のパッチテストを実施。
- 事前に、床上排泄の練習をしておくと安心です。
- 前日に入浴・剃毛。
- 検査前1食は、禁飲食。
- 検査前に排泄をすませ、義歯や眼鏡・装身具をとります。

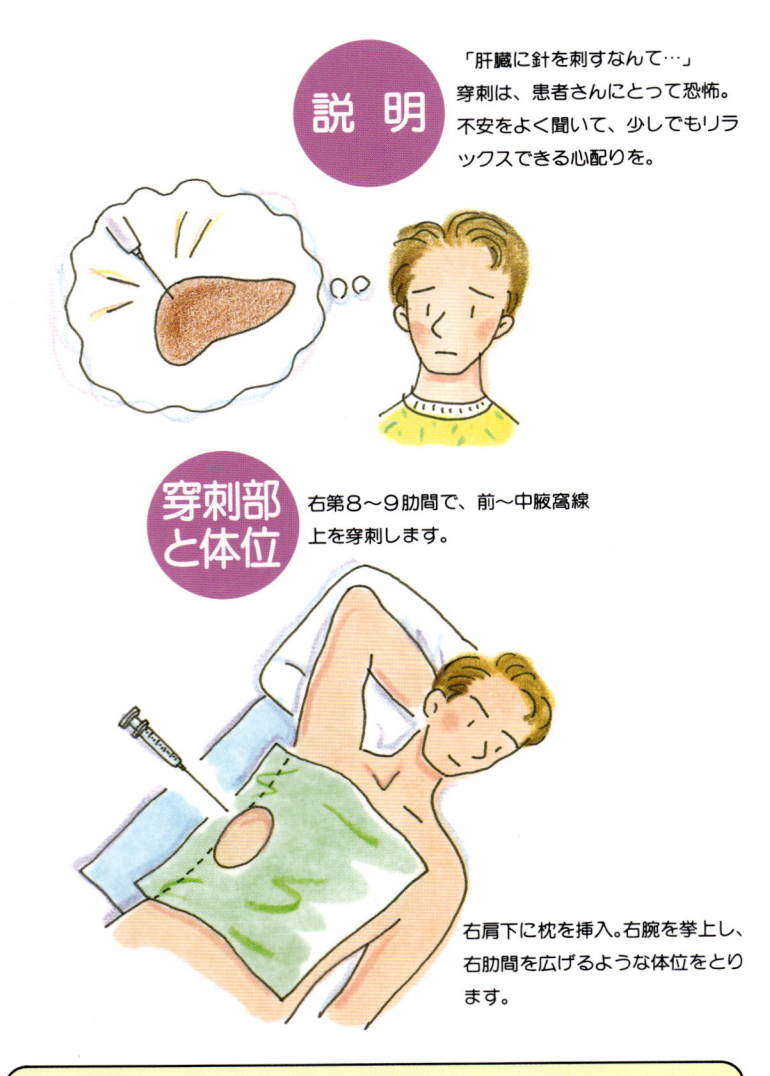

説明
「肝臓に針を刺すなんて…」穿刺は、患者さんにとって恐怖。不安をよく聞いて、少しでもリラックスできる心配りを。

穿刺部と体位
右第8～9肋間で、前～中腋窩線上を穿刺します。

右肩下に枕を挿入。右腕を挙上し、右肋間を広げるような体位をとります。

必要物品
臓器生検セット（肝臓生検針など）	滅菌ゴム手袋
局所麻酔用トレー（注射器・注射針・局所麻酔薬）	ゴムシーツ・処置用シーツ・絆創膏
	背部下に入れる枕
術野滅菌用具（シーツ・穴あき四角布・ガーゼ・綿球・コップ・鑷子・消毒薬）	砂嚢（1kg程度）
	標本びん（10%ホルマリン液）
	X線写真

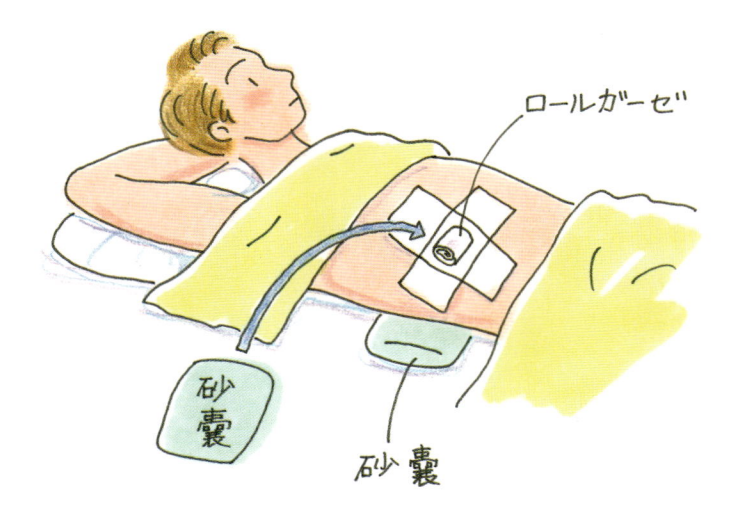

検査の方法

①ベッドの右寄りで、軽く左向きになっていただき、右肩の下に枕を挿入。右腕を挙上し、右肋間が広がるような体位をとります。
②穿刺部を広範囲に消毒。
③局所麻酔を施行。
④患者さんに息を止めていただき、医師が穿刺を行います。
⑤採取した組織を固定液に入れ、検査室へ提出。
⑥穿刺針を抜いたら、穿刺部に滅菌ガーゼを当て、5〜10分間手で押さえます。
⑦穿刺部に丸めた滅菌ガーゼを当て、絆創膏でとめます。
⑧穿刺部に砂嚢を当てて、圧迫。

検査後はここに注意

● 検査後24時間は、床上安静。
● 生検後2時間は、血圧・脈拍数・呼吸数・体温を測定。24時間は穿刺部位の出血状態を観察します。

穿刺後
穿刺後24時間は、穿刺部を圧迫固定し、床上安静。血圧低下や生検部位からの出血・腹痛・頻脈・発熱などがあったら、すぐに主治医に連絡します。

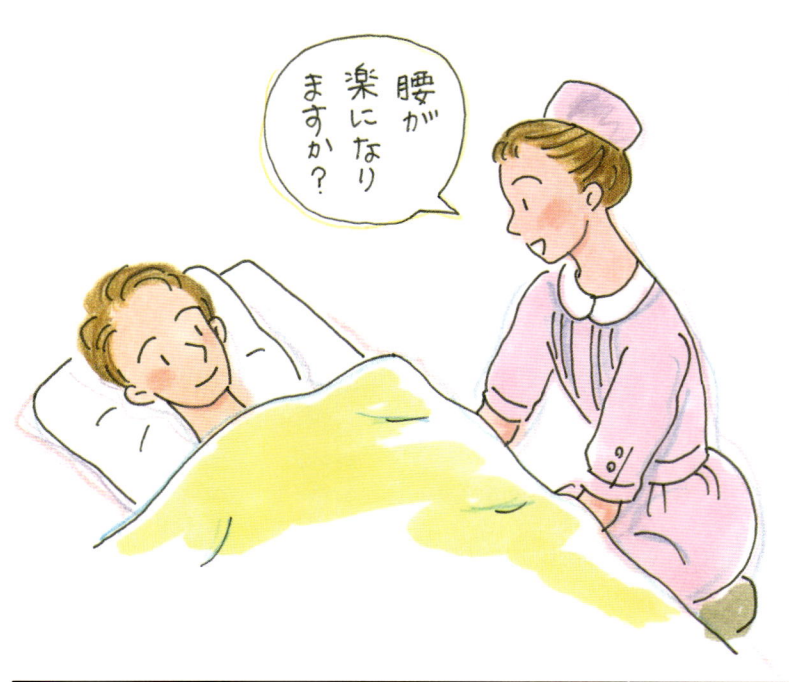

ロールガーゼ
砂嚢
砂嚢

「腰が楽になりますか？」

24時間の床上安静は、患者さんにとっては検査以上の苦痛。
安静を強調するだけでなく、動かしていい部分を教えることも大切です。腰に手を差し入れて、腰痛を和らげる・話し相手になるといったケアも喜ばれます。

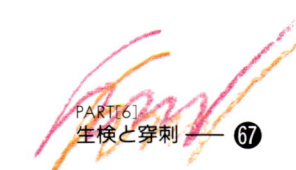

RENAL BIOPSY
腎生検

説明はここがポイント
● 医師が患者と家族に検査の説明をし、承諾書をとります。ナースは医師の説明を補い、患者さんの不安や疑問をよく聞いて、緊張をとく心づかいをします。
● 検査の目的と方法は、「腎臓に針を刺し、組織をほんの少しとって調べます。腎臓の病気を診断するのに、ぜひ必要な検査です」と説明。
● 検査前1食は、禁飲食となることを話します。
● 検査後24時間は、床上安静。食事も、排泄もベッドの上で行うことを話し、心構えを持っていただきます。

検査の準備
● 出血・凝固時間、プロトロンビン時間、血液や尿の一般的検査、経静脈腎盂撮影をすませ、データをそろえます。
● 絆創膏のパッチテストを実施。
● 床上排泄の練習をしておくと、患者さんも、ナースも安心。
● 前日に、入浴・剃毛。
● 検査前1食は、禁飲食。
● 検査前に排泄をすませ、義歯や眼鏡・装身具をとります。

説明
「生検なんて癌かもしれない…」
「腎臓に針を刺して、大丈夫なんだろうか？」
患者さんの不安や疑問をよく聞いて、緊張を和らげる心配りを。

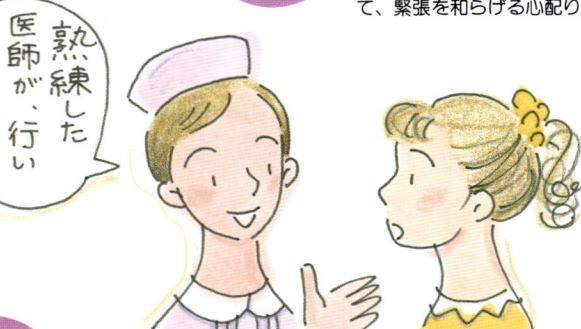

「熟練した医師が、行いますので…」

検査の実際
患者さんを腹臥位にし、腎を穿刺。組織を採取します。

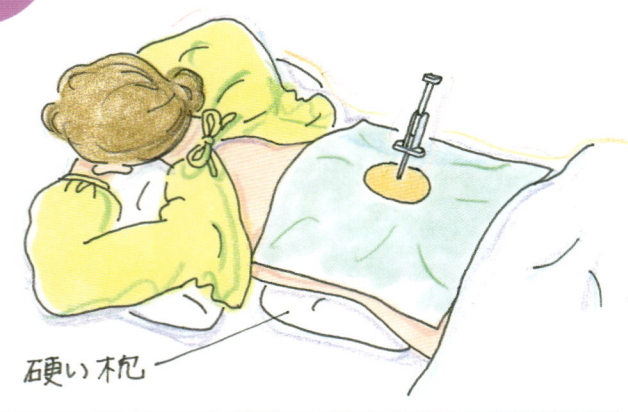

硬い枕

必要物品
腎生検セット（トルーカット針またはシルバーマン針など）
局所麻酔用トレー（注射器・注射針・局所麻酔薬）
術野滅菌用具（シーツ・穴あき四角布・ガーゼ・綿球・コップ・鑷子・消毒薬）
滅菌ゴム手袋
腹部下に入れる枕
ゴムシーツ・処置用シーツ
絆創膏・砂嚢（1kg程度）
標本びん（10％ホルマリン液）
X線写真

穿刺後

穿刺後は、穿刺部を圧迫固定し、24時間の床上安静。血圧低下・穿刺部出血・肉眼的血尿・強い痛みなど異常があれば主治医に連絡を。

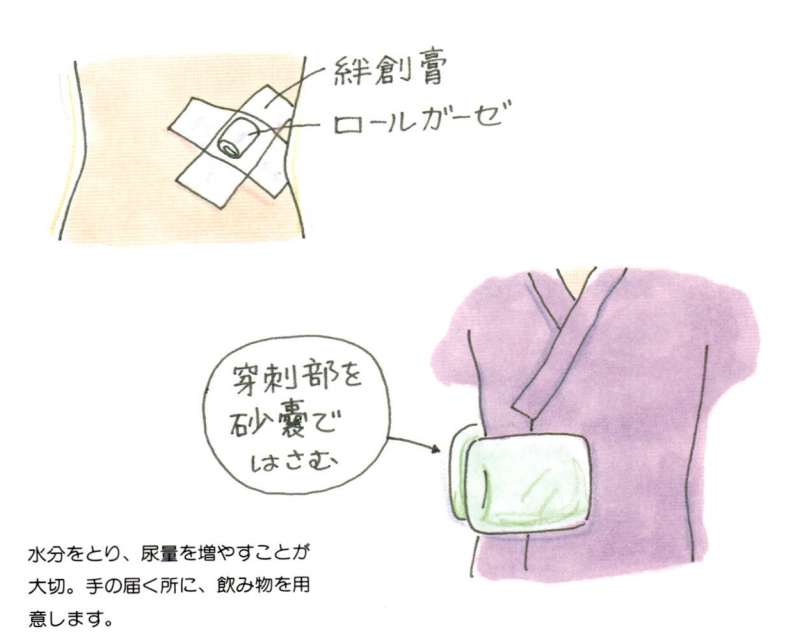

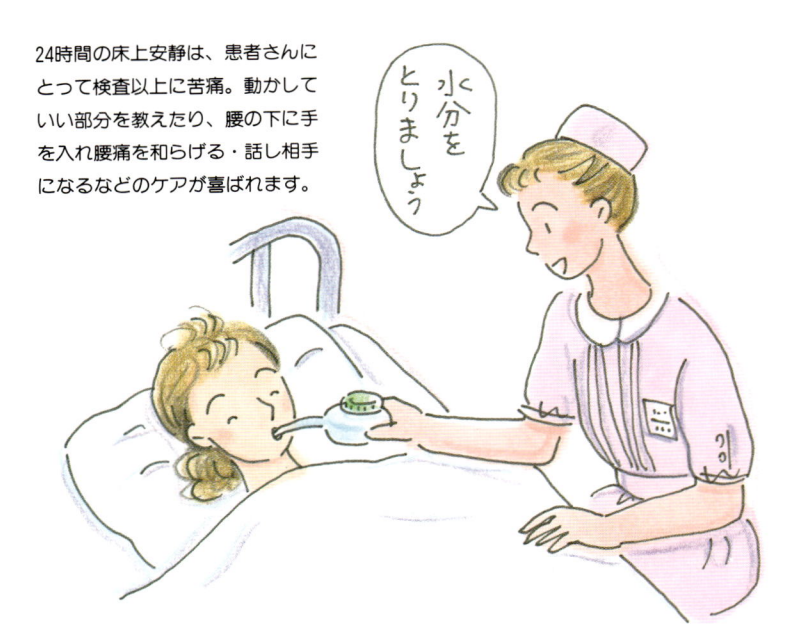

絆創膏
ロールガーゼ

穿刺部を砂嚢ではさむ

水分をとり、尿量を増やすことが大切。手の届く所に、飲み物を用意します。

24時間の床上安静は、患者さんにとって検査以上に苦痛。動かしていい部分を教えたり、腰の下に手を入れ腰痛を和らげる・話し相手になるなどのケアが喜ばれます。

水分をとりましょう

検査の方法

①患者さんに腹臥位をとっていただきます。腎固定のため、腹部下に硬めの枕を入れます。
②穿刺部を広範囲に消毒。
③局所麻酔を施行。
④穿刺針を刺入。患者さんに一時息を止めるよう話し、組織を穿刺します。経静脈性腎盂造影や超音波診断装置により、腎臓の位置や大きさを確認しながら行うのが、一般的です。
⑤採取した組織を固定液に入れ、検査室へ提出。
⑥穿刺針を抜き、皮膚消毒。穿刺部位に滅菌ガーゼを当て、5〜10分間、手で押さえます。
⑦滅菌ガーゼを丸めて穿刺部位に当て、絆創膏で固定。
⑧衣服を整え、仰臥位にします。穿刺部に砂嚢やアイスノンを当て、圧迫固定。

検査後はここに注意

●砂嚢を当てたまま、翌朝まで絶対安静。その後は、穿刺後24時間まで床上安静。
●血圧・呼吸・体温・脈拍・尿を24時間、観察します。特に検査後1回目の尿は、量・色・性状を正確に観察して記録。
●尿量を増やし、凝血や血栓を予防するため、水分を十分にとっていただきます。床頭台に水や茶・ジュースを用意。

BONE MARROW PUNCTURE

骨髄穿刺

説明はここがポイント
● 「骨髄は血液を作る働きのあるところです。骨髄に針を刺し、骨髄液を吸引して、造血機能を調べます」と説明。
● 「針を刺す時は麻酔をしますので、それほど痛みはありませんが、押しつけられるような感じがします。骨髄液を吸引する時は、一瞬、強い痛みがあります」と、話しておきます。
● 「針を刺す間は危険なので、声を出したり、動いたりしないようにお願いします」と話しておきます。

検査の準備
● 前日に入浴。
● 検査前に、排泄をすませ、義歯・眼鏡・装身具をとります。

穿刺部位 胸骨穿刺が一般的。場合によっては腸骨稜を穿刺します。

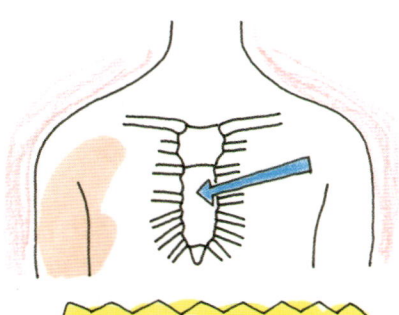

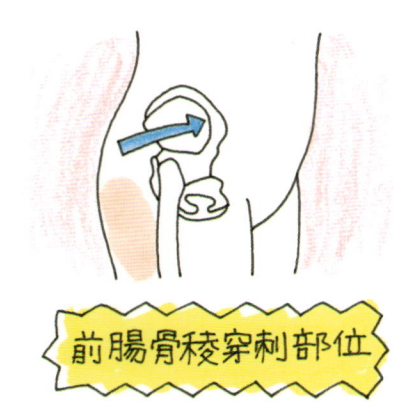

胸骨穿刺部位

前腸骨稜穿刺部位

必要物品

骨髄穿刺セット（骨髄穿刺針・鑷子・穴あき四角布・ガーゼ）	滅菌ゴム手袋
	膿盆・処置用シーツ・絆創膏
局所麻酔用トレー（注射器・注射針・局所麻酔薬）	検査用器具（血球計算用具一式・時計皿・抗凝固剤・スライドグラス）
皮膚消毒用トレー	ドライヤー

穿刺時の介助

穿刺時、患者さんは胸を押しつける巨大な圧迫感と、ギリギリという音に恐怖を感じがち。ナースは患者さんのそばにつき、手を握るなどして不安を和らげます。
"そばにいてくれる人がいる安心感"が患者さんを励まし、検査のスムーズな実施にもつながります。

もうすぐ終わりますよ

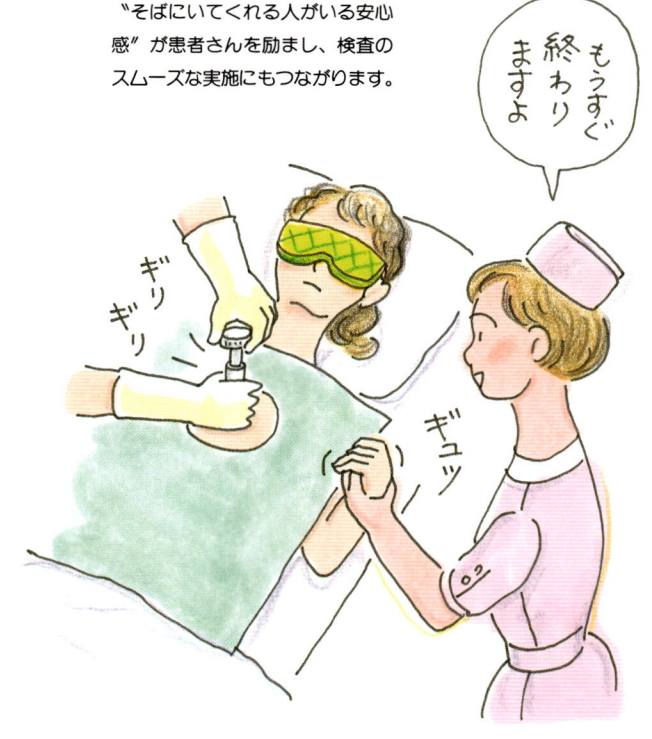

ギリギリ

ギュッ

骨髄液の吸引時には、強い痛みがあります。医師の合図で、患者さんに息を止めていただくと、痛みが和らぎます。

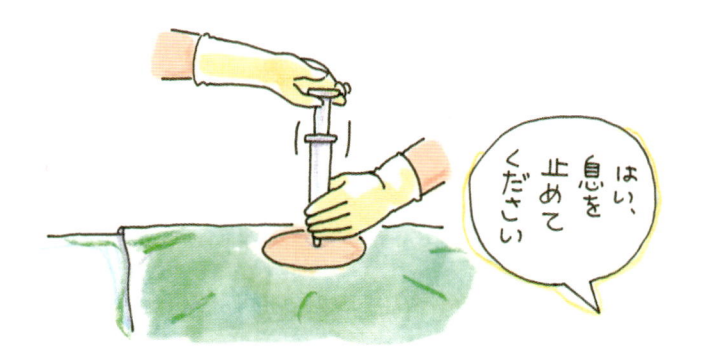

はい、息を止めてください

検査の方法

①ベッドに処置用シーツをしき、仰臥位（胸骨穿刺の場合）、または側臥位（腸骨稜穿刺の場合）をとります。
②患者さんにガーゼなどで目隠しをします。ただし、患者さんの希望によります。
③穿刺部位を消毒。
④局所麻酔。
⑤穿刺を実施。麻酔から穿刺までの間、ナースは患者さんの手を握ったり、体を支えて、緊張を和らげます。不安から、患者さんが大声を出したり、動いたりしないよう援助をします。
⑥穿刺液は直ちに、検査技師に渡します。穿刺液は抗凝固剤入りの時計皿に出し、メランジュールで吸引。塗抹標本を作り、冷風で固定します。
⑦抜針後、穿刺部に滅菌ガーゼを当て、手で圧迫（5～10分）。
⑧止血を確認後、穿刺部を消毒し、滅菌ガーゼを当てて、絆創膏で固定します。

検査後はここに注意

- 1時間ほど、床上安静。
- 穿刺部からの出血や痛みがないか、観察します。
- 出血や血圧低下、発熱があれば主治医に連絡を。
- 穿刺部からの感染に注意。穿刺部は清潔にしておきます。

LUMBAR PUNCTURE
腰椎穿刺

説明はここがポイント
- 「髄液は、脳から脊髄を覆って保護している透明な液体です。背中に針を刺して、髄液をほんの少しとり、脳や脊髄に異常がないか調べます」と説明。
- 「検査の時は、えびのように体を曲げます。ナースが体を支えて手伝いますので、心配はいりません。検査中、動くと危険ですのでしばらくの間じっとしていてください」と、話しておきます。

検査の準備
- 前日に、入浴。
- 義歯・眼鏡・装身具をとり、検査前に排泄をすませます。

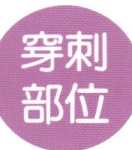

穿刺部位

ヤコビー線を目安に、第3～4または第4～5腰椎棘突起間を穿刺。脊髄終末は第1～2腰椎の上縁まできているのでそれより下部を穿刺し、脊髄損傷を防ぎます。

ヤコビー線（第4腰椎棘突起を通る）

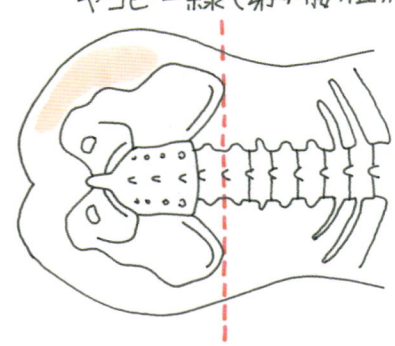

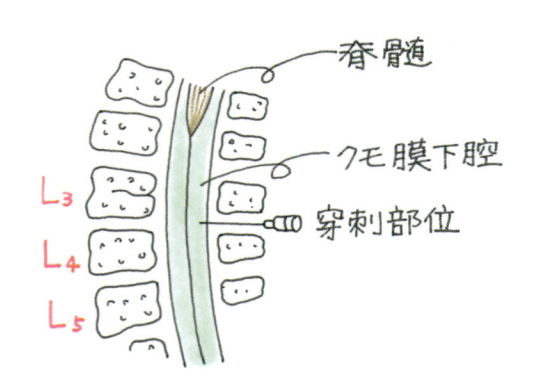

脊髄
クモ膜下腔
穿刺部位

L₃
L₄
L₅

必要物品

腰椎穿刺セット（腰椎穿刺針・液圧測定用ガラス管・有鉤鑷子・穴あき四角布・ガーゼ）	局所麻酔薬
	滅菌ゴム手袋
	ゴムシーツ・処置用シーツ
皮膚消毒用トレー	滅菌試験管・膿盆
局所麻酔用トレー（注射器・注射針・	絆創膏

穿刺時の介助

ナースが患者の頭部と両膝を支えると、安全に実施できます。
「今、液をとっていますので、もうすぐ、終わりますよ」など声をかけながら介助すると、患者さんの気持ちが和らぎます。

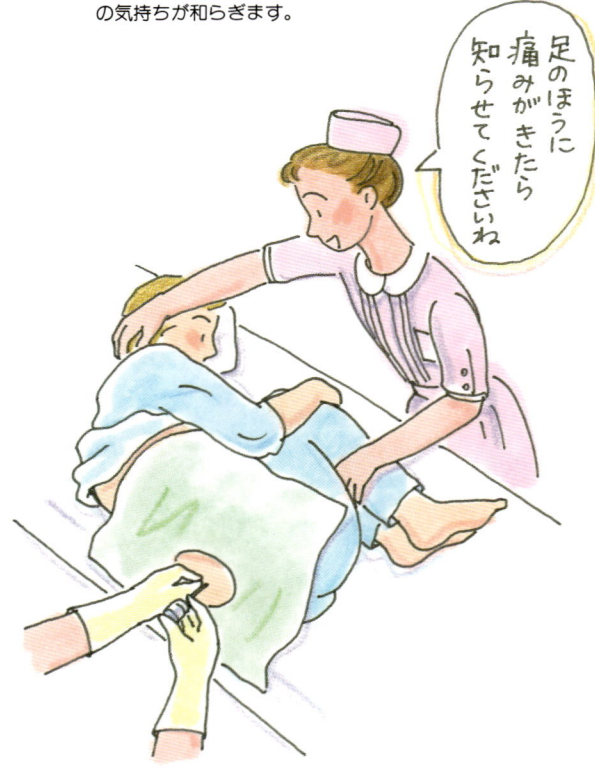

「足のほうに痛みがきたら知らせてくださいね」

針先が馬尾神経根に触れると、下肢にピーンと痛みが走ります。足に痛みがあったら知らせるよう話し、一過性で心配ないことも、つけ加えます。

細菌検査の場合は、滅菌試験管に髄液を採取。試験管の口が三方活栓や術者の手に触れないよう注意します。すべて滅菌操作で行い、採取後は直ちに栓をして提出。化膿性髄膜炎が疑われる時は、髄液を冷却しないよう気をつけます（髄膜炎菌に冷却は禁物）。

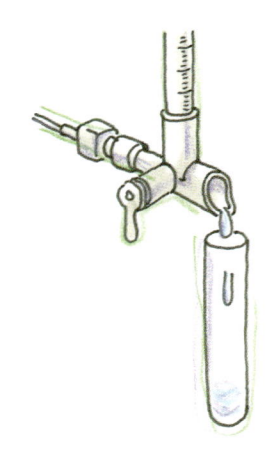

検査の方法

①患者さんに、側臥位になって両膝を腹部に引きつけ、両手で抱えていただきます。あごを引き、できるだけ腰椎間腔を広げるようにします。
②腰部とベッドが、垂直になるよう固定。ナースが実施者と反対側につき、頸部と両膝を支えます。
③皮膚消毒後、局所麻酔を実施。
④医師が穿刺を行い、圧を測定。
⑤髄液を採取。滅菌試験管（必要時）の縁が三方活栓に触れないよう、注意してとります。
⑥髄液採取後の圧を測定。
⑦針を抜き、しばらく滅菌ガーゼで圧迫。消毒後、滅菌ガーゼを当て、絆創膏でとめます。
⑧患者さんを仰臥位に。その際、脳嵌頓予防のため枕ははずします。

検査後はここに注意

●顔色に注意し、血圧・脈拍・体温を測定します。
●2時間程度は、枕をはずしたまま安静臥床。
●腰部から髄液がもれていないか確認します。
●検査後は水のみ1杯程度の水分を補給（成人の髄液は100〜150mℓ程度）。
●頭痛がひどい時は、主治医に連絡し、点滴などを行う場合もあります。
●検査後24時間は、トイレに行く程度で、なるべく安静にします。

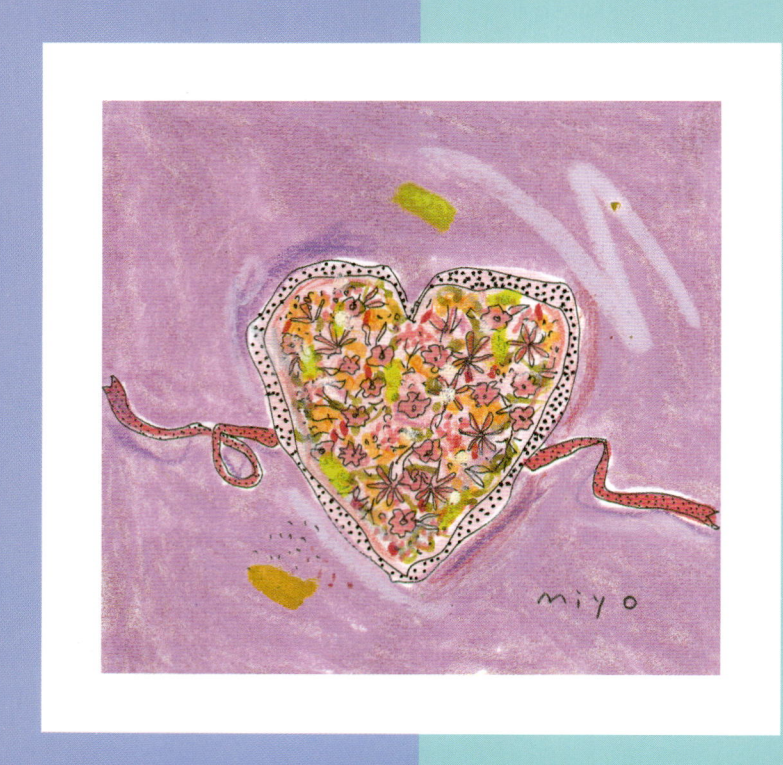

PART [7]
X線検査

X線検査は、容易なものから、手術に匹敵するような負担の大きいものまで、さまざま。検査の方法・目的と、ケアのポイントを熟知することが必要です。脳や気管支などの造影では、不安への心づかいも不可欠。

CEREBRAL ANGIOGRAPHY
脳血管造影

説明はここがポイント
- 医師が患者と家族に検査の説明を行い、承諾書をとります。ナースは医師の説明を補い、患者や家族の訴えをよく聞いて、不安を和らげる心配りを。
- 「血管に造影剤を注入して、脳のレントゲン撮影を行います。脳血管の状態を調べ、診断と治療に役立てます」と、検査の目的と方法を説明。
- 検査後は、床上安静。穿刺部を動かさないようにし、排泄や食事もベッド上で行うことを話します。
- 造影剤を血管に注入すると、灼熱感があること、驚いて動くと危険であることを話しておきます。
- 検査前1食は、禁飲食となることを伝えます。

検査の準備
- 血液型、造影剤アレルギー・感染症・出血傾向の有無を確認。
- 絆創膏のパッチテストを実施。
- 床上排泄の練習をしておきます。
- 穿刺部を剃毛し、入浴または清拭を行います。
- 検査前1食は、禁飲食。
- 検査前に排泄をすませ（指示により浣腸）、義歯・眼鏡・ヘアピンなどをとって検査着に着替えます。
- 指示により前与薬（鎮静薬）。

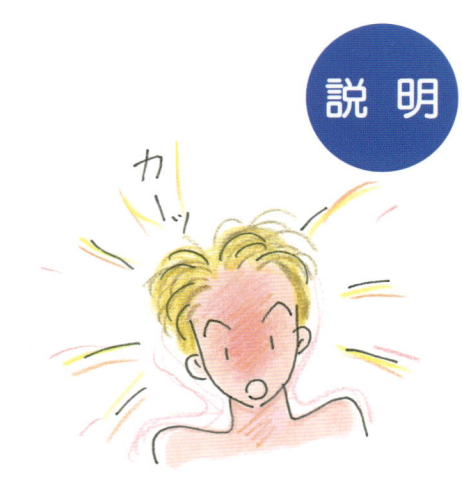

説明
造影剤による"灼熱感"を事前によく説明します。"頭を熱風が駆ける感じ"は、異様な体験であり、患者さんはパニックになりかねません。一過性のもので心配ないことを、納得していただきます。

検査の実際
頸動脈、椎骨動脈に造影剤を入れ脳の動脈・毛細管・静脈への流れをX線撮影します。
頸動脈などを直接、穿刺する方法、大腿動脈などからカテーテルを椎骨動脈などに導き、造影剤を注入する方法があります。

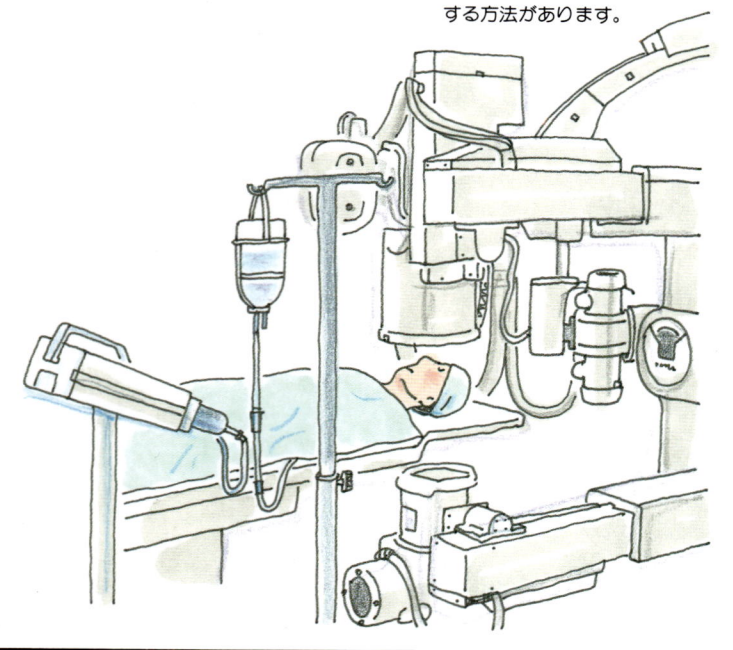

検査後

穿刺部にはロールガーゼを当て、絆創膏をはり、砂嚢で固定。大腿動脈を穿刺した場合は足背動脈を触知し、過度の圧迫による血流障害に気をつけます。
血栓形成による脳血管閉塞などの合併にも注意が必要。バイタルサイン・意識レベル・頭痛・嘔吐・痙攣・麻痺などの観察を行います。

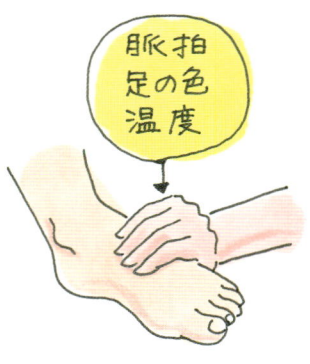

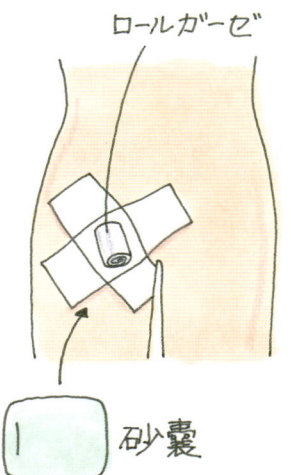

脈拍
足の色
温度

ロールガーゼ

砂嚢

検査後、長時間の床上安静は、患者さんによっては検査以上の苦痛。安静を強調するだけでなく、動かしていい部位を教える・腰痛への配慮をするなどのケアが大切です。

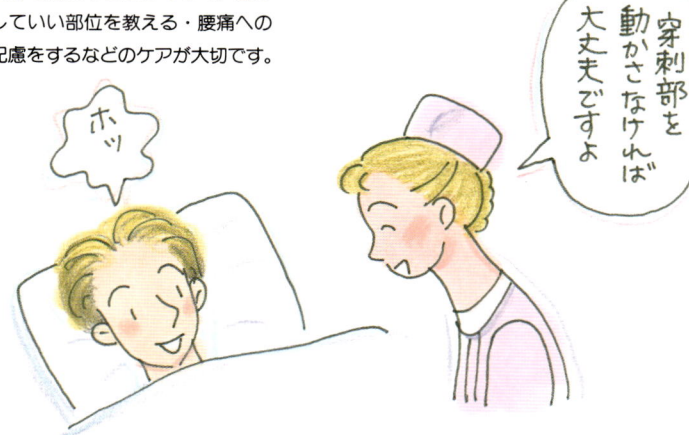

ホッ

穿刺部を動かさなければ大丈夫ですよ

必要物品

- 血管造影用具一式
- 造影剤（体温程度に温める）
- 皮膚消毒用トレー
- 局所麻酔用トレー（注射器・注射針・局所麻酔薬）
- 術野滅菌用具（穴あき四角布・四角布・ガーゼ）
- 絆創膏・砂嚢（1kg程度）
- 滅菌ゴム手袋・滅菌手術衣
- 点滴セット・救急セット

検査の方法

セルディンガー法
● 通常、大腿動脈を穿刺し、カテーテルを挿入。大動脈を上行させ、椎骨動脈や頸動脈から造影剤を注入し、脳血管造影を行います。

直接穿刺法
● 総頸動脈を経皮的に穿刺し、造影剤を注入します。

逆行性造影法
● 肘部で上腕動脈を経皮的に穿刺し、逆行性に椎骨動脈や頸動脈領域を造影します。

デジタル・サブトラクション法
● 静脈から造影剤を注入し、コンピュータ処理により画像表示を行います。

検査後はここに注意

● 穿刺部を圧迫固定。セルディンガー法の場合は検査後24時間程度、直接穿刺の場合は数時間程度、床上安静にします。

● 意識レベルやバイタルサイン、麻痺・穿刺部出血・嘔気・嘔吐・頭痛・造影剤の副作用の有無を観察します。

● 過度の圧迫固定による循環障害に注意し、末梢血管を触知します。

● 頸動脈穿刺では、穿刺部の血腫が気管を圧迫することがあるので呼吸に注意します。

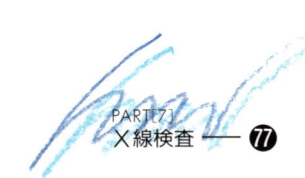

BRONCHOGRAPHY
気管支造影

説明はここがポイント
- 「口または鼻から管を入れ、気管支に造影剤を注入します。レントゲン撮影を行い、気管支や肺に異常がないか調べます」と説明。
- 患者さんの検査への不安・疑問を引き出して、できるだけ緊張を和らげる心づかいを。
- 検査中は、できるだけ咳をがまんしていただくこと、腹式呼吸をすると楽になることを話し、心構えを持っていただきます。
- 造影剤を注入すると、カーッと胸が熱くなることを話します。
- 検査前1食は、禁飲食。喫煙者は、検査が決まりしだい禁煙し、検査が楽に受けられるよう準備していただくことを伝えます。

検査の準備
- 感染症の有無を確認。
- 造影剤アレルギーの有無を確認。
- 痰の多い人は排痰法体位で喀出。
- 咽喉頭麻酔時の舌を引く練習・腹式呼吸の練習をしておきます。
- 喫煙者は、検査が決まりしだい禁煙（検査時の咳嗽防止）。
- 検査前1食は、禁飲食。
- 検査前に排泄をすませ、眼鏡や義歯、金属のついた下着をとります。
- 指示により、前与薬。

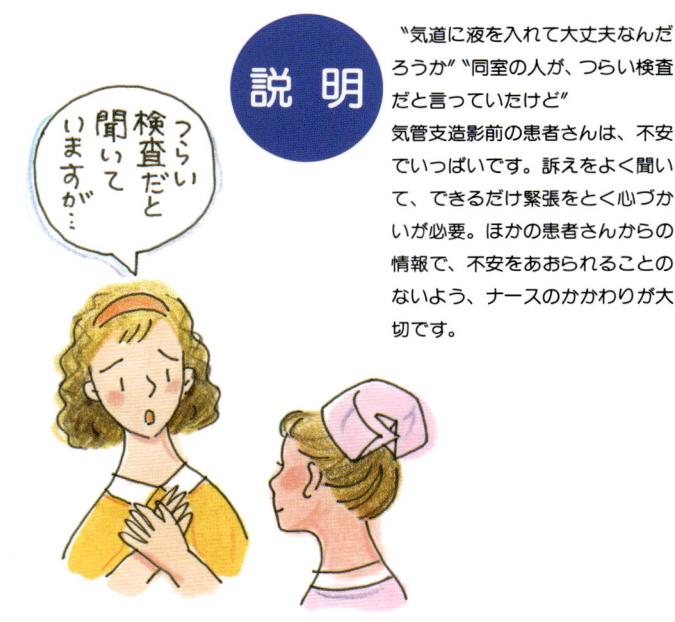

説明

"気道に液を入れて大丈夫なんだろうか" "同室の人が、つらい検査だと言っていたけど"
気管支造影前の患者さんは、不安でいっぱいです。訴えをよく聞いて、できるだけ緊張をとく心づかいが必要。ほかの患者さんからの情報で、不安をあおられることのないよう、ナースのかかわりが大切です。

つらい検査だと聞いていますが…

練習

咽喉頭麻酔時に舌を引き出すための練習は、鏡をみながら。腹式呼吸の練習は、手を腹に置いて持ち上げるように。このふたつは事前に練習しておくと、検査への心構えにもなり、安心です。

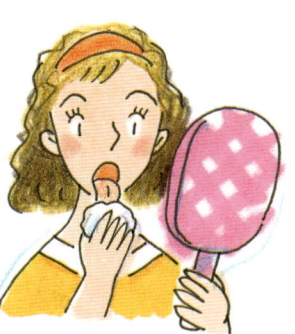

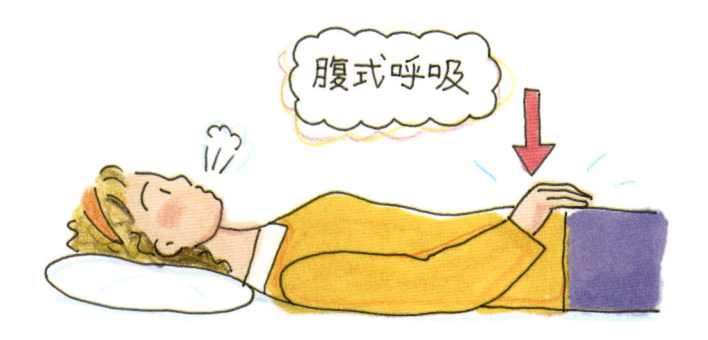

腹式呼吸

検査の実際

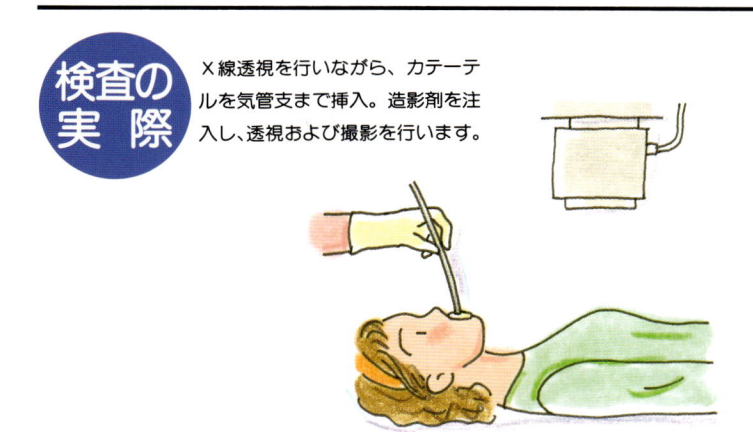

X線透視を行いながら、カテーテルを気管支まで挿入。造影剤を注入し、透視および撮影を行います。

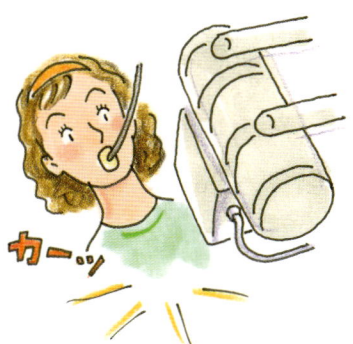

カテーテルを入れると、患者さんは苦しくても、口がきけません。前もって、合図の方法を決めておきます。
「つらいですが、咳はがまんしてくださいね」
「カテーテルは、目的の所まで入りましたよ」
など声をかけ、進行状況を伝えることも大切です。

検査後

検査後は排痰法体位やタッピングで、造影剤の喀出をはかります。

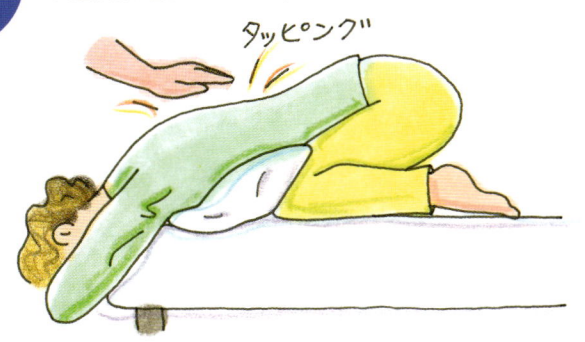

検査の方法

①咽喉頭麻酔を行います。
②口または鼻から、カテーテルを気管支に挿入。局所麻酔薬および造影剤を注入します。
③透視・撮影を行います。
④カテーテルを抜去。排痰法体位などにより、造影剤の喀出をはかります。

検査後はここに注意

- 造影側を上にしたり、体位の変化による排痰法や咳嗽で造影剤の喀出をはかります。
- 検査後2時間程度は、禁飲食。少量の水を飲んでみて、麻酔が切れたことを確認してから、食事をしていただきます。
- 麻酔薬・造影剤による副作用に注意(呼吸困難・痙攣・嘔吐など)。
- 造影剤の喀出を促すため、水分をたくさんとっていただきます。

必要物品

- 気管支造影用具一式
- 造影剤(体温程度に温める)
- 咽喉頭麻酔用具一式・局所麻酔薬
- 注射器・注射針
- 膿盆・ガーゼ・ティッシュペーパー・絆創膏・救急薬品・救急用具

GASTROINTESTINAL TRACT RADIOGRAPHY
胃・腸透視

説明はここがポイント
- 「白いトロッとした造影剤を飲んでから、食道・胃・十二指腸をレントゲンで映してみます」と、説明。
- 患者さんが乗っている透視台を上下に動かしたり、体の向きをいろいろに変えて撮影することを話します。
- 胃腸の動きを抑える注射をしたり、発泡剤を飲むので、しばらくおなかが張ること、心配ないことを話しておきます。
- 前日の夕食後から、検査終了まで禁飲食。胃を空にする必要を説明し、納得していただきます。
- バリウムを飲むので、検査後は硬く、白い便が出ることを説明します。

検査の実際

バリウムを飲み、上部消化管を造影します。透視台を動かしたり、いろいろな体位をとり、バリウムをまんべんなく、消化管の内壁につけて透視と撮影を行います。

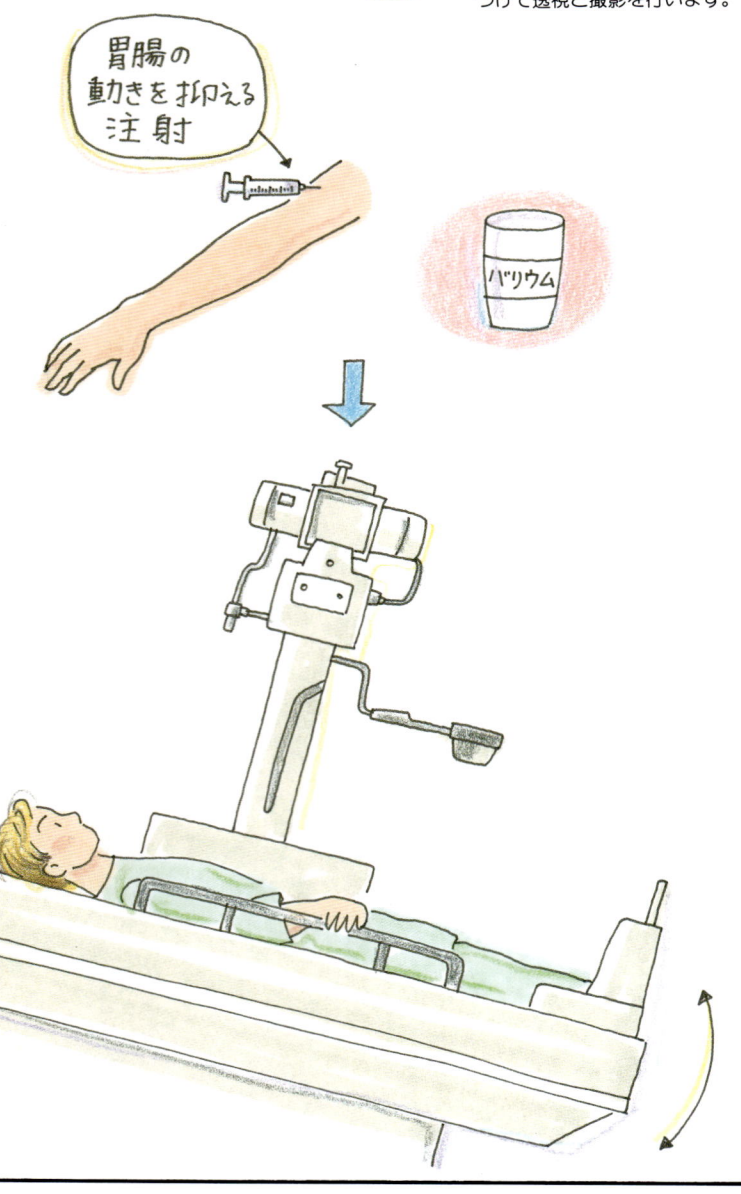

胃腸の動きを抑える注射

バリウム

ここに注意

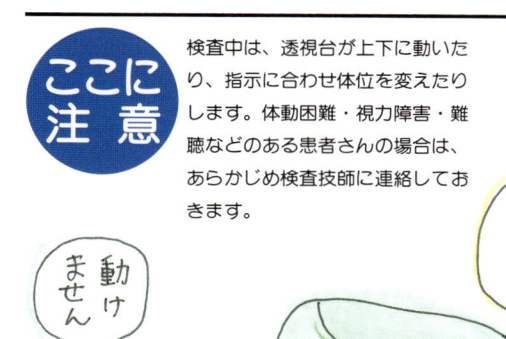

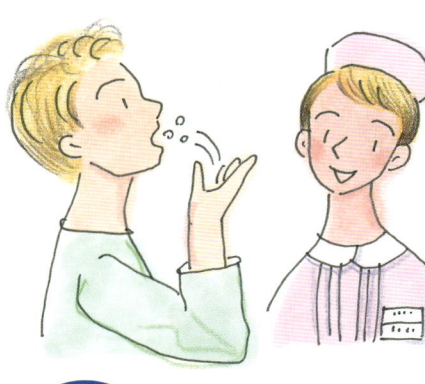

検査中は、透視台が上下に動いたり、指示に合わせ体位を変えたりします。体動困難・視力障害・難聴などのある患者さんの場合は、あらかじめ検査技師に連絡しておきます。

「左に向けますか？」
「動けません」

発泡剤を飲むと、ゲップをしたくなります。胃を膨らませて、透視する必要のあることを話し、がまんしていただきます。

「ゲップはがまんしてくださいね」

検査後

検査後は、しばらくおなかが張ったり、白くて硬い便が出ることを説明。緩下剤を与え、水分を多くとるよう話し、便秘を予防します。便秘がちの人には、下剤の量を増やし、排便状態を確認します。

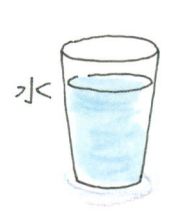

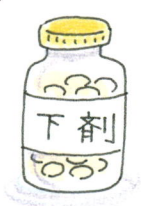

検査の準備

● 前日の夕食後から、検査終了まで禁飲食。
● 排泄をすませ、義歯・眼鏡・装身具や金属・ボタンのついた下着をとり、検査着に着替えます。

検査の方法

①胃腸の動きを抑える注射をうちます。
②発泡剤を飲みます。発泡剤は、口の中に入れておくと泡だらけになるので、一気に飲むのがコツ。ゲップをしないようにがまんします。
③バリウムを飲みます。
④透視台を動かしたり、腹臥位・側臥位などいろいろに体位を変えて、透視します。
体動が困難な人には、補助者（プロテクター装着）がつきます。
⑤写真撮影を行います。
⑥検査終了後、下剤を服用。

必要物品

検査着・バリウム・発泡剤　　　　　一式
胃腸の蠕動抑制用注射液・注射セット　ティッシュペーパー・下剤

CHOLECYSTOGRAPHY
胆嚢造影（点滴静注法）

説明はここがポイント

● 「造影剤を点滴してから、しばらく時間をおいて、レントゲン撮影を何回か行います。胆嚢・胆道を写し、異常がないか調べます」と説明。
● 造影剤を使った検査をしたことがあるか、その際、異常がなかったか、確認しておきます。
● 造影剤は、検査後、自然に排泄されてしまうので、心配ないことを話しておきます。
● 前日から脂肪の少ない食事をとること、夕食後から翌日の検査終了まで飲食しないことを、話します。

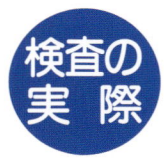

検査の実際

造影剤を点滴静注後、一定の時間ごとに数回、レントゲン撮影（15分後・30分後・60分後など）。卵黄を飲んで、胆嚢の収縮能をみることもあります。

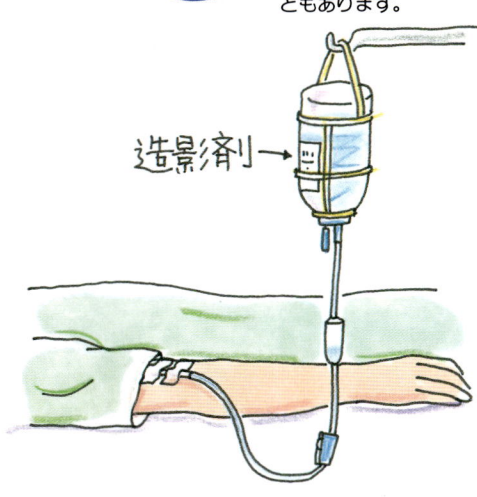

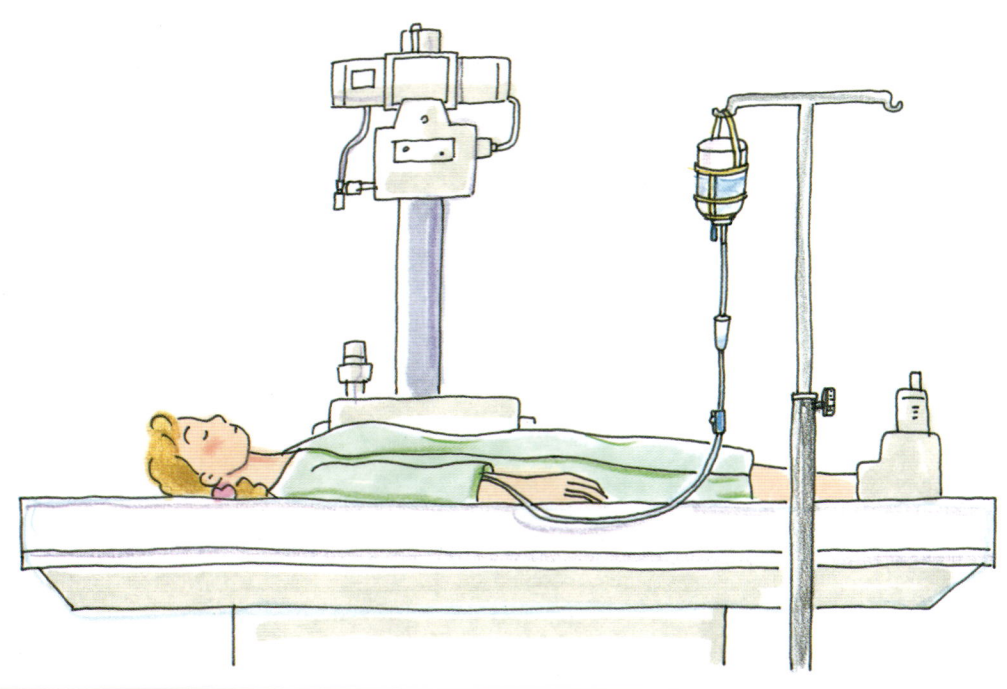

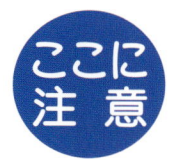

ここに注意 造影剤の副作用として、発疹・悪心・嘔吐・発熱・呼吸困難などを起こすことがあるので、注意。

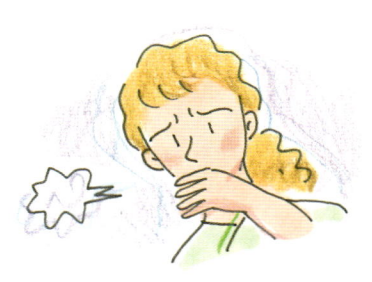

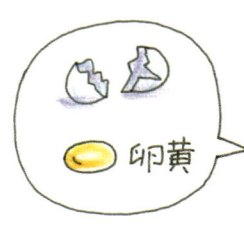

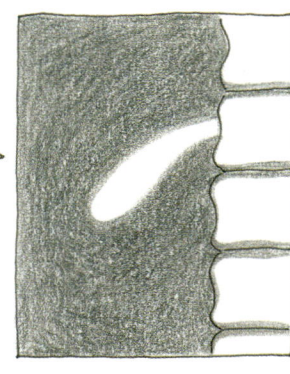

卵黄を飲んだ場合は、右季肋部痛・下痢・腹痛を訴えることがあります。

「水分をたくさんとってくださいね」

検査終了後は、水分をたくさんとるよう話し、造影剤の排泄を促します。

検査の準備

- ヨード過敏テストを行います。
- 前日の夕食後から、検査終了まで禁飲食。
- 前日の食事から、脂肪を制限（脂肪は胆汁分泌を促進）。
- 検査前に排泄をすませ、金属やボタンのついた下着をとり、検査着に着替えます。

検査の方法

①検査台に仰臥位になっていただき、造影剤を点滴静注。初めは、ゆっくり落として、1分間、ようすをみます。

②特に変化がなければ、造影剤を30～60分で、注入します。

③点滴終了後、ストップウォッチをスタート。点滴終了から一定の時間ごとに数回（15分後・30分後・60分後など）、レントゲン撮影を行います。

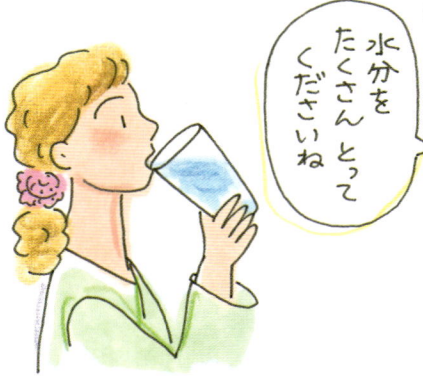

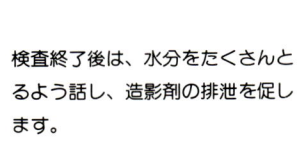

必要物品

造影剤100mℓ（体温程度に温める）
点滴セット
注射用トレー・膿盆
ストップウォッチ
卵黄2個（必要時）（コレチストキニン製剤などを用いることもある）

PERCUTANEOUS TRANSHEPATIC CHOLANGIOGRAPHY
経皮経肝胆道造影

説明はここがポイント

- 医師が患者と家族に検査の説明をし、承諾書をとります。ナースは医師の説明を補い、患者さんの不安と緊張を和らげる心づかいを。
- 検査の目的と方法は「肝臓内の胆管に、皮膚から針を刺し、造影剤を入れます。胆汁の通り道をレントゲン撮影し、診断と治療に役立てます」と説明。
- 引き続き、ドレナージを行う場合は、それについても話します。
- 検査後24時間は、床上安静。食事も、排泄もベッド上で行うことを話します。
- 検査前1食は、禁飲食となることを話しておきます。

検査の準備

- 出血傾向の有無を確認。
- ヨード過敏テスト・絆創膏のパッチテストを実施。
- 床上排泄の練習を行います。
- 前日に穿刺部を剃毛し、入浴または清拭を行います。
- 浅い呼吸の練習をします。
- 検査前1食は、禁飲食。
- 検査前に排泄をすませ、義歯や眼鏡・装身具をとります。
- 指示により前与薬。

検査の実際

経皮的に肝内の胆管を穿刺し、造影剤を注入。X線撮影を行って、胆道の狭窄・閉塞などの部位を調べます。

引き続きドレナージチューブを留置して、胆汁の排出をはかることもあります。

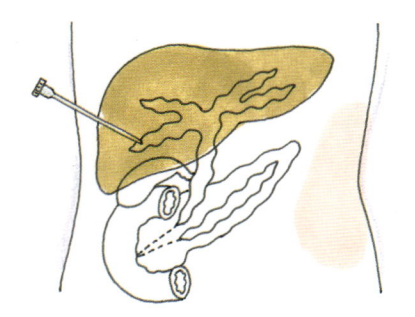

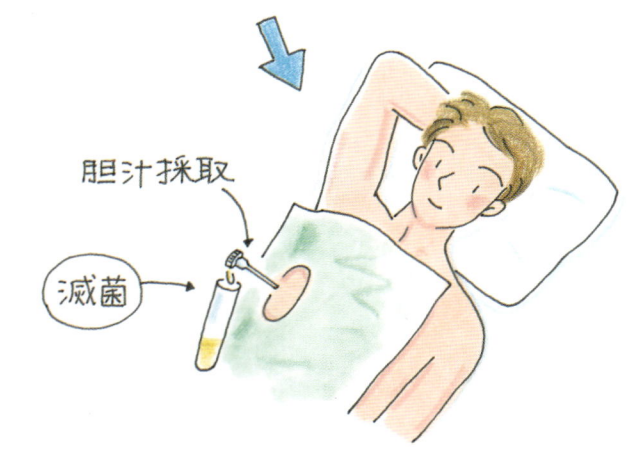

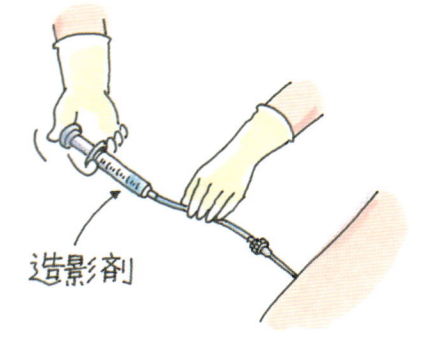

胆汁採取
滅菌
造影剤

検査後

検査後は、穿刺部位を圧迫固定し、24時間の床上安静。穿刺部の出血や血圧低下・腹痛・嘔気・嘔吐・胸痛・呼吸困難など、異常があれば、すぐに主治医に連絡します。

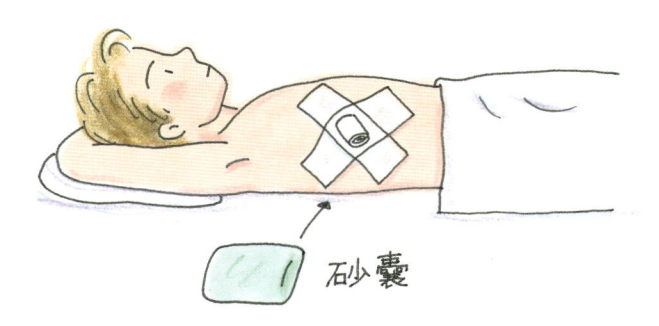

砂嚢

24時間の床上安静は、患者さんにとって、想像以上の苦痛。動かしていい部位を教える・話し相手になるなどのケアが喜ばれます。腰部に手やタオルを挿入するなどの、腰痛ケアも必要です。

「痛いところはありませんか」

検査の方法

①患者さんは透視台で仰臥位になり、右手を挙上。頭部を抱えるような姿勢をとっていただきます。
②医師が穿刺部を決定（右胸部第7～9肋間）。
③皮膚消毒後、局所麻酔。
④患者さんに息を止めていただき、医師が穿刺を行います。
⑤胆汁の流出を認めたら、滅菌試験管に採取。患者さんには、浅い呼吸をしていただきます。
⑥造影剤を注入し、撮影を実施。
⑦穿刺針抜去後、穿刺部を消毒し、圧迫固定を行います。

検査後はここに注意

● 検査後24時間は、床上安静。
● 穿刺部からの出血・血圧の低下に注意します。
● 腹痛・嘔気・嘔吐・発熱など、胆汁漏出による腹膜刺激症状や、胸痛・呼吸困難などの気胸の症状に気をつけます。
● ヨード過敏反応がないか、観察します。

必要物品

穿刺用具一式
局所麻酔用トレー（注射器・注射針・局所麻酔薬）
術野滅菌用具（四角布・穴あき四角布・ガーゼ・綿球・鑷子・消毒薬）
滅菌ゴム手袋
造影剤（体温程度に温める）
輸液セット・救急セット
絆創膏・砂嚢（1kg程度）
ドレナージを行う場合はドレナージ用具（接続チューブ・縫合用具など）

PYELOGRAPHY
腎盂造影（点滴静注法）

説明はここがポイント

● 「造影剤を点滴し、腎臓から尿管・膀胱へと造影剤が排泄されていくようすを、レントゲン写真に撮ります。腎臓・尿管・膀胱に異常がないかみる検査です」と説明。
● 造影剤を使った検査を以前、行ったことがあるか、異常がなかったかを確認します。
● 造影剤は検査後、自然排泄されるので、心配はいらないことを話します。
● 検査前1食は禁飲食となることを伝えます。

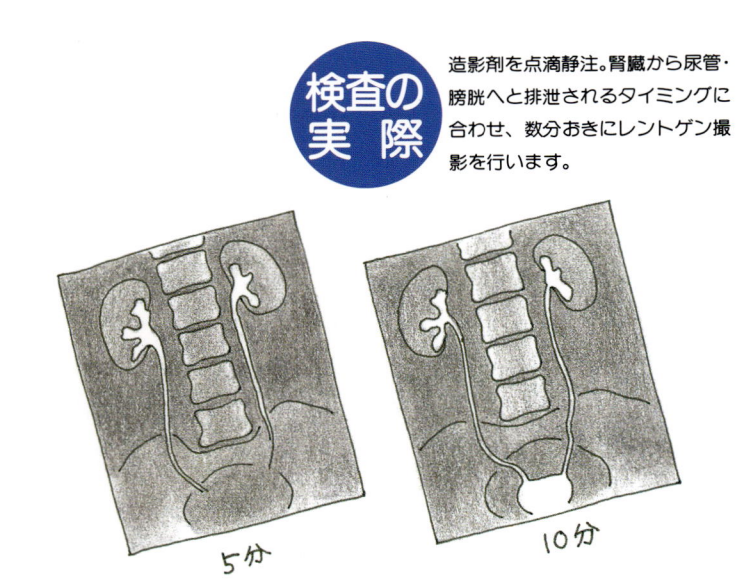

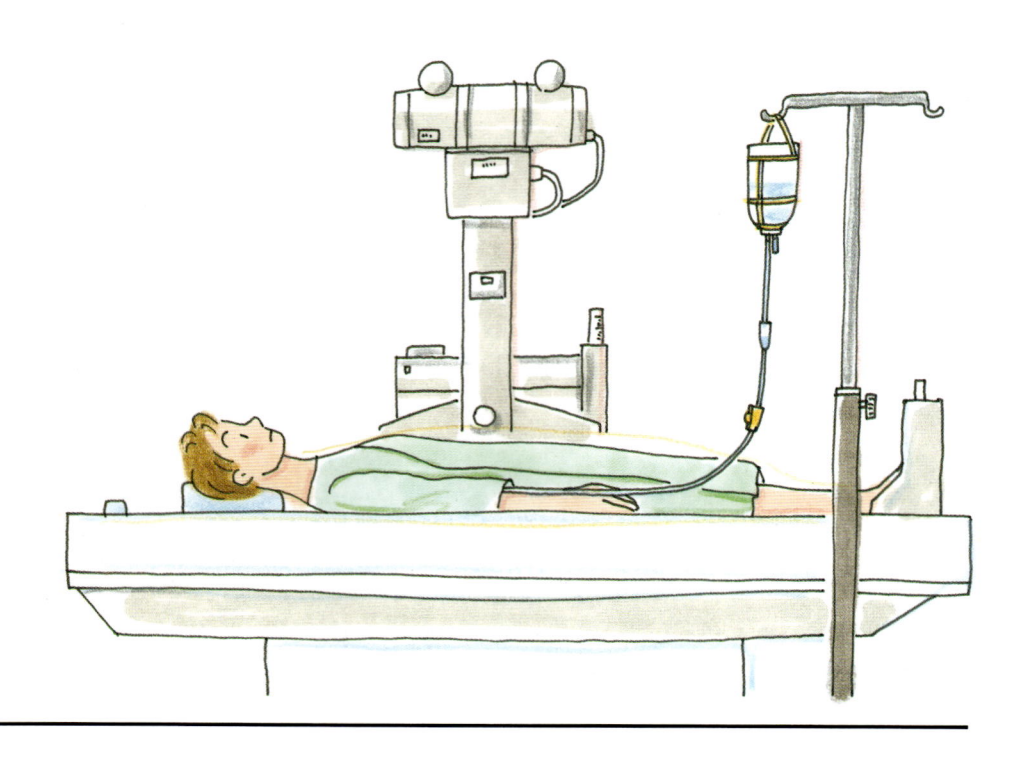

検査の実際

造影剤を点滴静注。腎臓から尿管・膀胱へと排泄されるタイミングに合わせ、数分おきにレントゲン撮影を行います。

5分　　10分

ここに注意

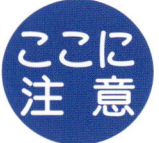

造影剤の副作用として、発疹・悪心・嘔吐・発熱・呼吸困難などの起きることがあるので注意します。

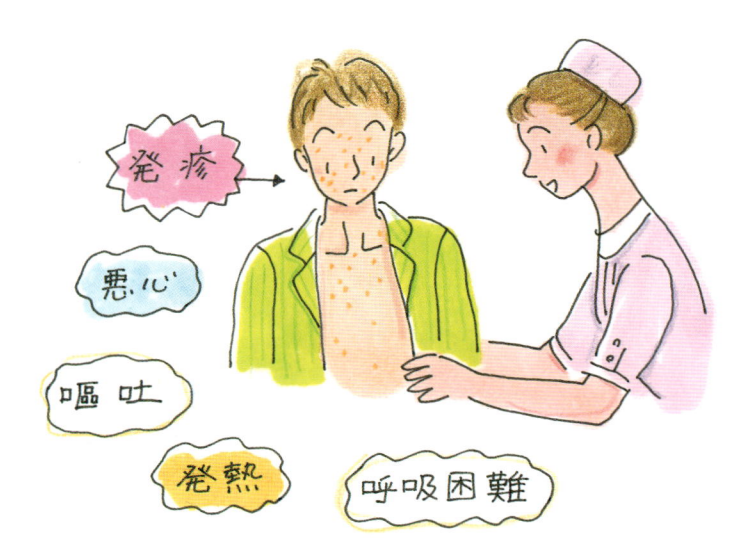

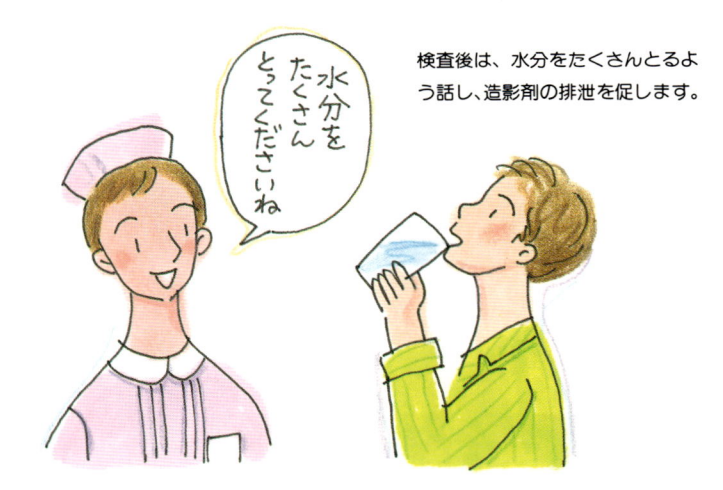

発疹
悪心
嘔吐
発熱
呼吸困難

検査後は、水分をたくさんとるよう話し、造影剤の排泄を促します。

「水分をたくさんとってくださいね」

検査の準備

● ヨード過敏テストを行います。
● 前日の昼食から、食事の内容に気をつけ、腸内のガス貯留を予防します。
● 検査前1食は、禁飲食。
● 検査前に排泄をすませ、金属やボタンのついた下着をとり、検査着に着替えます。

検査の方法

①検査台で仰臥位になっていただき、造影剤を点滴静注。初めは、ゆっくり落として1分間ようすをみます。
②異常がなければ、約5分間で、造影剤100mlが入るようにします。
③注射終了後、数分おきに（5分後・10分後・15分後・20分後など）レントゲン撮影を行います。

必要物品

造影剤100ml（体温程度に温める）　注射用トレー・膿盆
点滴セット　　　　　　　　　　　　ストップウォッチ

MYELOGRAPHY
脊髄造影

説明はここがポイント

- 「腰または首から、注射器で造影剤を入れ、脊髄腔のレントゲン撮影を行います。脊髄がどこかはれていないか、内腔が椎間板などに圧迫されて狭くなっていないか調べます」と説明。
- 造影剤を使った検査の経験があるか、その際、異常がなかったか確認します。
- 検査前１食は禁飲食となることを話しておきます。
- 検査後24時間は、トイレに立つくらいで、ベッドで安静にする必要のあることを話します。

検査の準備

- 医師が患者（意識障害・痴呆のある場合は家族）に、検査の説明をし、承諾を得ます。
- ヨード過敏テストを実施。
- 前日に、穿刺部位を剃毛。入浴や清拭をすませます。
- 検査前１食は、禁飲食。
- 関連する検査結果やＸ線写真をそろえます。
- 検査前に排泄をすませ、義歯や眼鏡・装身具をとります。

穿刺部と剃毛
第３～４または第４～５腰椎間、頸部の場合は第１～２頸椎間を穿刺。頸部穿刺の場合は、ていねいに穿刺部の剃毛を行います。

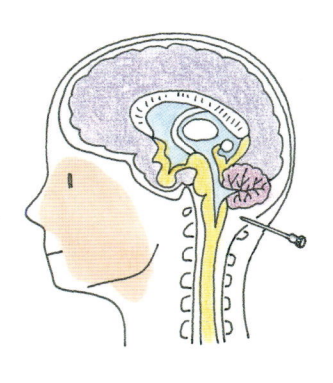

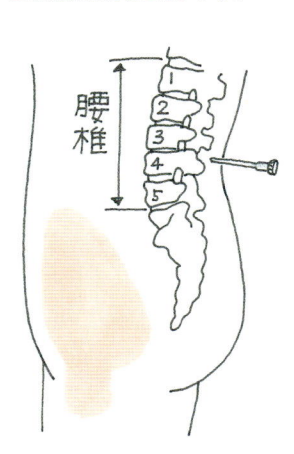

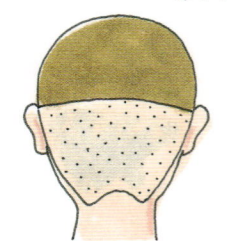

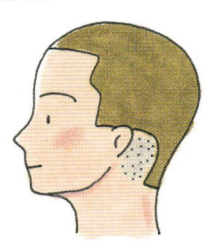

剃毛範囲
後頭下穿刺の場合　　頸椎側方穿刺の場合

必要物品

腰椎穿刺セット（腰椎穿刺針・三方活栓・ガラス棒・注射器など）	造影剤（体温程度に温める）
皮膚消毒用トレー	ゴムシーツ・処置用シーツ
局所麻酔用トレー（注射器・注射針・局所麻酔薬）	滅菌ガーゼ・絆創膏・膿盆
	救急セット
	（必要時）点滴セット

検査の実際

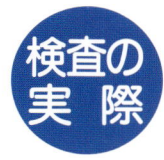

腰部または頭部から、クモ膜下腔に造影剤を注入。脊髄の透視と撮影を行います。

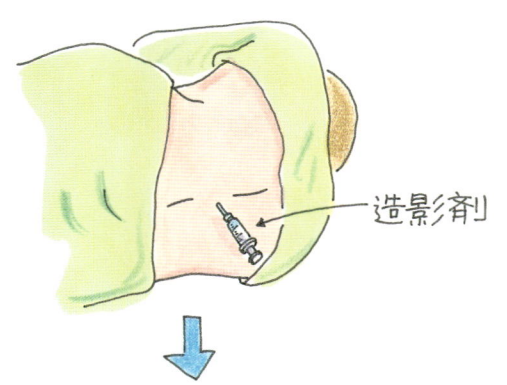

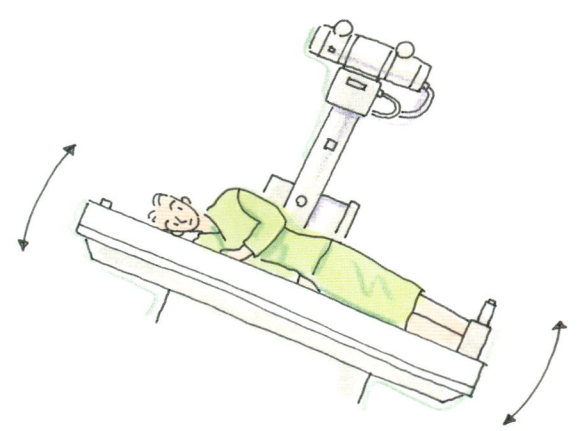

造影剤

検査後

水溶性造影剤を使用した場合は、検査後、頭部を上げて床上安静。造影剤の頭部への逆流を防ぎます。頭痛や悪心・嘔吐など、異常があれば主治医に連絡を。

検査の方法

①検査台で側臥位になり、両膝を抱え、腰椎間を広げる体位をとります。（P.73腰椎穿刺の項参照）
②皮膚消毒。
③局所麻酔。
④腰椎穿刺を実施。頸部を穿刺する場合もあります。場合によっては、髄液検査も行います。
⑤造影剤を注入します。
⑥穿刺針を抜去し、透視および撮影を行います。
⑦油性造影剤を用いた場合は、再度、穿刺を行い、造影剤を抜去します。水溶性造影剤の場合は8時間以内に、自然吸収されます。
⑧穿刺針を抜去後、穿刺部を消毒。滅菌ガーゼを当て、絆創膏で固定します。
⑨セミファーラー位とし、ストレッチャーで輸送。

検査後はここに注意

● 検査後24時間は床上安静。トイレ歩行のみ可。水溶性造影剤を使用した場合は、頭部を8時間、挙上します。
● 水分をとり、造影剤の排泄を促します。
● 頭痛や髄膜刺激症状（嘔気・嘔吐・痙攣など）のほか、発疹・発熱など、ヨード過敏反応にも注意。

LYMPHANGIOGRAPHY
リンパ管造影

説明はここがポイント
- 「両足の甲から、青い色素を入れ、リンパ管を浮き出させます。足の甲を少し切り、リンパ管に造影剤を注入して、レントゲン撮影を行います」と説明。
- 造影剤の注入に約1時間かかること、造影剤の流れに合わせ何度も撮影すること、24時間後にも、もう1度撮影することを話します。
- 色素と造影剤の注入時に痛むことがあるのを、話しておきます。
- 注入した色素で、尿が青くなることがあること、注射部位の着色は2週間程度で消え、心配ないことを話しておきます。

検査の準備
- ヨード過敏テストを実施。
- 前日に両足背部を剃毛し、入浴または清拭を行います。
- 検査前に排泄をすませます。
- 指示により、前与薬。

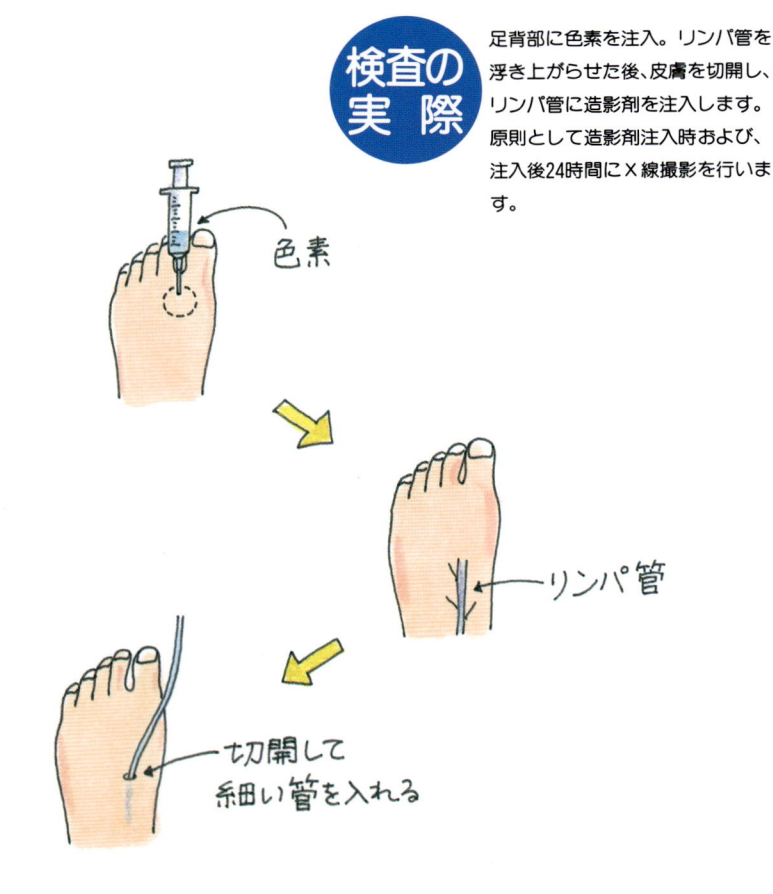

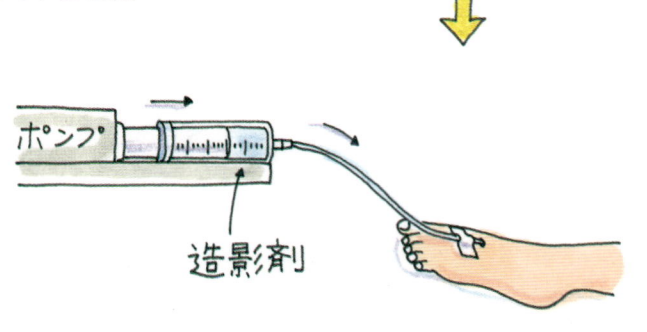

検査の実際

足背部に色素を注入。リンパ管を浮き上がらせた後、皮膚を切開し、リンパ管に造影剤を注入します。原則として造影剤注入時および、注入後24時間にX線撮影を行います。

色素

リンパ管

切開して細い管を入れる

ポンプ
造影剤

造影剤の注入に時間がかかり、注入時には、リンパ管にそって痛みを感じることがあります。
痛みや所要時間を、事前に患者さんに話しておくことが大切。心構えがないと、過度に不快に感じることがあります。

検査後

帰室後24時間程度は、下肢を挙上し、浮腫を予防します。翌日、再度撮影することを、もう1度、説明しておきます。
造影剤の副作用に注意。

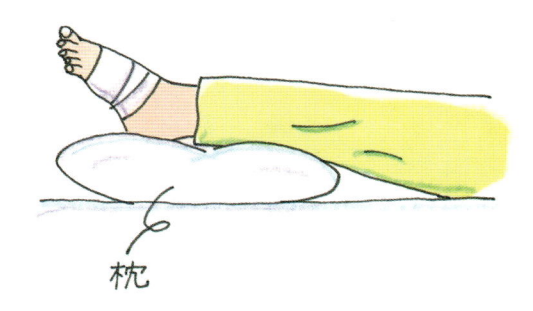

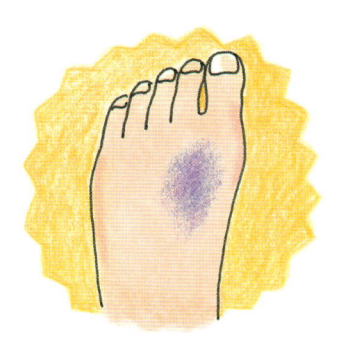

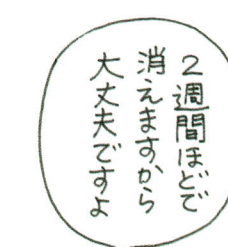

枕

2週間ほどで消えますから大丈夫ですよ

インジゴカルミンの影響で、尿や顔色が青くなることがあること、心配ないことを念を押します。
注射部位の着色は、2週間程度で消え、害がないことも話し、患者さんが心配しないようにします。

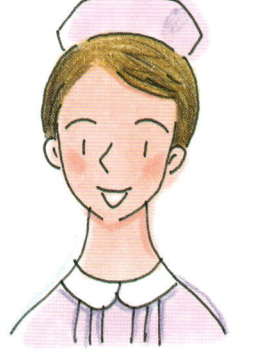

検査の方法

①患者さんに仰臥位をとっていただきます。
②両足指間から、インジゴカルミンを注射します。
③リンパ管が青く染まり、浮き出てきたら、皮膚切開。リンパ管を露出し、造影剤を注入します。
④約1時間かけて造影剤を入れ、撮影を行います（リンパ管をみる）。
⑤造影剤注入終了後、皮膚切開部を縫合。滅菌ガーゼを当て、包帯をします。
⑥24時間後、再び撮影を行います（リンパ節をみる）。

検査後はここに注意

●浮腫予防のため、下肢を挙上（検査後24時間程度）。
●切開部を過屈伸しなければ、歩行もかまいません。
●嘔気・嘔吐・発熱など、ヨード過敏反応に注意します。

必要物品

インジゴカルミン	造影剤（体温程度に温める）
局所麻酔薬	造影剤注入用具一式
注射器・注射針	滅菌ゴム手袋・滅菌ガーゼ
切開・縫合用具	絆創膏・包帯

COMPUTED TOMOGRAPHY
コンピュータ断層撮影（CT）

説明はここがポイント

● 「CT検査は、レントゲンをコンピュータで処理し、体の横断面を撮影する検査です」と説明。

● 横になって行う苦痛のない検査であることを話し、安心していただきます。

● 体部のCTでは、撮影時、何秒か息を止めること、何度も撮影することを話しておきます。

● 造影剤を使う場合は、静脈注射をすることを話しておきます。

検査の実際

X線管球と検出器が、人体をはさんで向かい合い、X線を放射しながら回転。人体を通過したX線を検出器で測定し、コンピュータで画像処理を行います。人体のあらゆる部位の断層像を得ることができます。

造影剤を用い、病変部と正常組織間のX線吸収値の差を大きくし、病変部の描出を増強することもあります（造影剤増強法）。

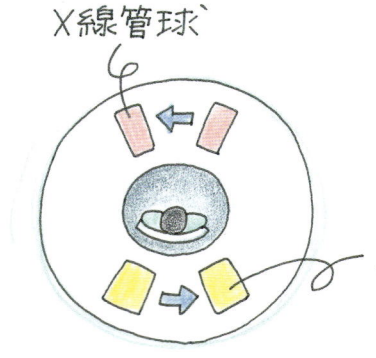

X線管球

X線検出器

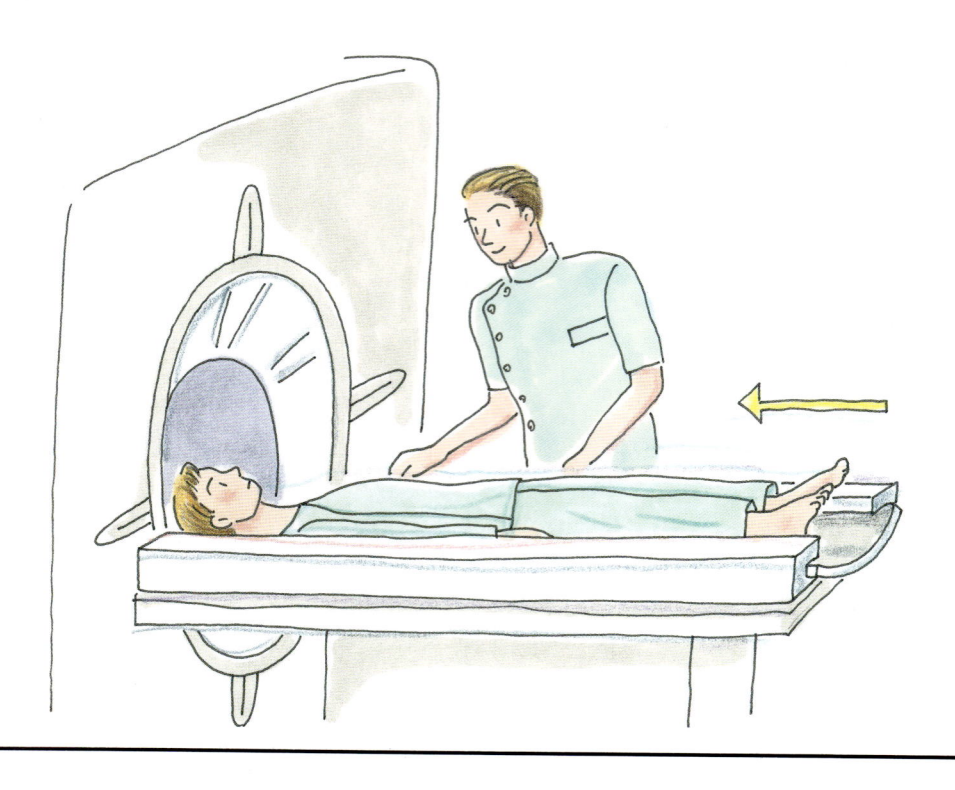

ここに注意
造影剤を使用する場合は、ヨード過敏テストを実施します。造影剤の副作用に注意。

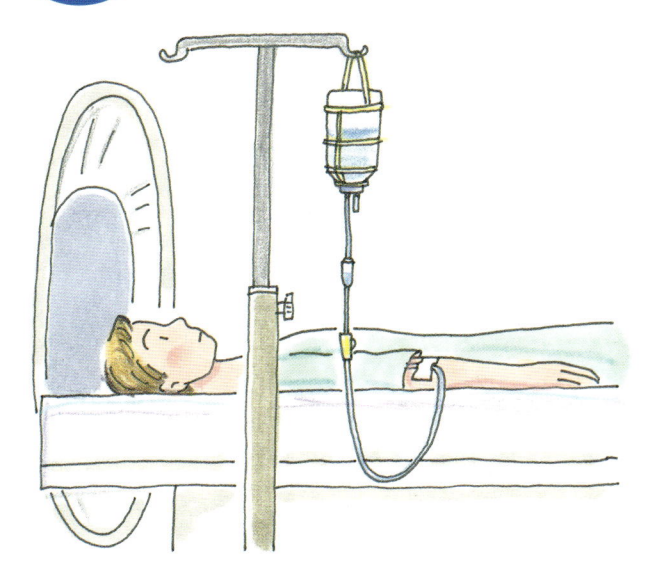

検査の準備
- 体動の激しい患者や乳幼児の場合、鎮静薬を与えることがあります。
- 一般のX線検査と同様に、金属やボタンのついた衣服をとります。
- 頭部CTの場合、髪飾りやヘアピンをとります。
- 消化器系検査の場合、検査前1食は禁飲食。
- 腹部CTの場合は、検査前1週間以内に、消化管透視を行っていないことを確認。バリウムが検査の妨げとなります。
- 造影を行う場合は、事前にヨード過敏テストを実施します。

検査の方法
- 患者は検査台に仰臥位。X線を放射して、人体を透過させ、検出器で測定後、コンピュータで画像処理を行います。人体のあらゆる部分の断層像を得ることができます。
- 造影剤を併用する場合もあります。

消化器系CTの場合

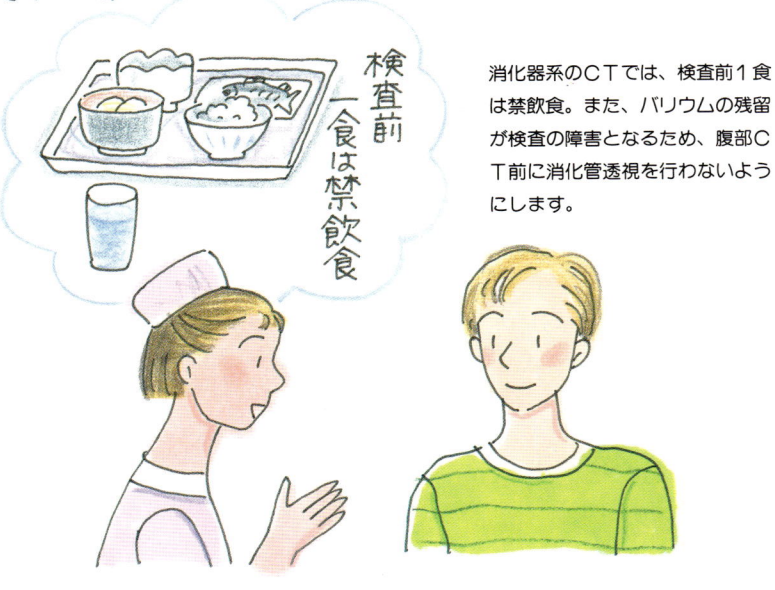

消化器系のCTでは、検査前1食は禁飲食。また、バリウムの残留が検査の障害となるため、腹部CT前に消化管透視を行わないようにします。

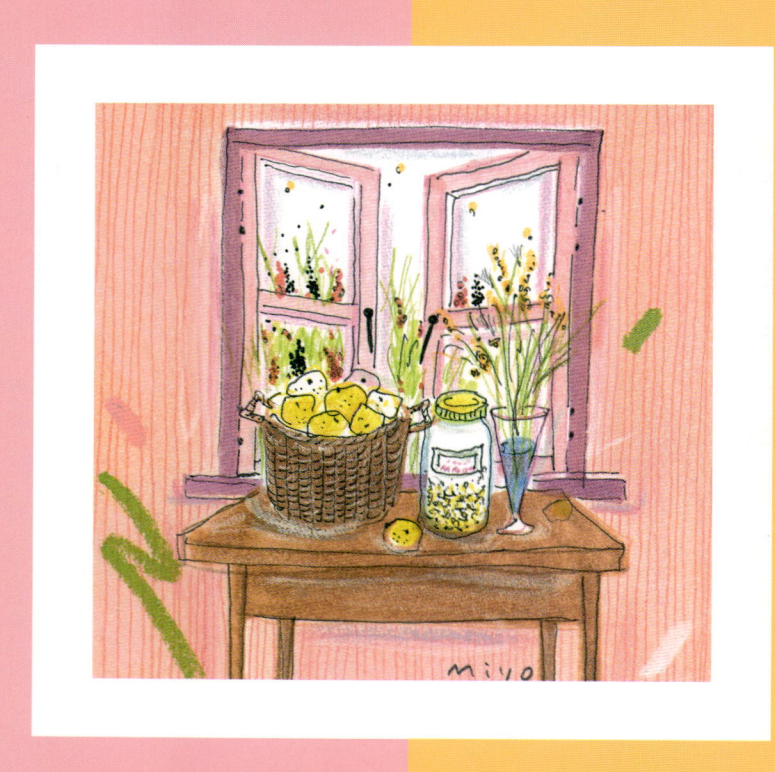

PART[8]
内視鏡検査

ナースにとっては日常的な検査でも、内視鏡検査にのぞむ患者さんは、異物を体の中に入れる恐怖、部位によっては羞恥心を抱いています。ていねいな説明と不安への配慮を。検査後は出血などへの観察が求められます。

BRONCHOFIBERSCOPY
気管支ファイバースコピー

説明はここがポイント
- 「口または鼻からファイバースコープを入れ、気管支内を直接、観察します。組織をほんの少しとったり、分泌物を吸引することもあります。気管支や肺に異常がないかみる検査です」と説明。
- 患者さんの不安や疑問をよく聞いて、緊張を和らげる心づかいをします。
- 検査前1食は、禁飲食。喫煙者は、検査が楽に受けられるよう、検査まで禁煙していただくことを伝えます。

検査の準備
- 感染症・出血傾向の有無を確認。
- 痰の多い人は、排痰法体位で、できるだけ喀出しておきます。
- 喫煙者は、検査が決まりしだい禁煙（検査時の咳嗽予防）。
- 咽喉頭麻酔時の舌出しの練習・腹式呼吸の練習を行います。
- 検査前1食は、禁飲食。
- 検査前に排泄をすませ、装身具や義歯・眼鏡、X線透視下で行う場合は金属やボタンのついた下着をとります。
- 指示により、前与薬。

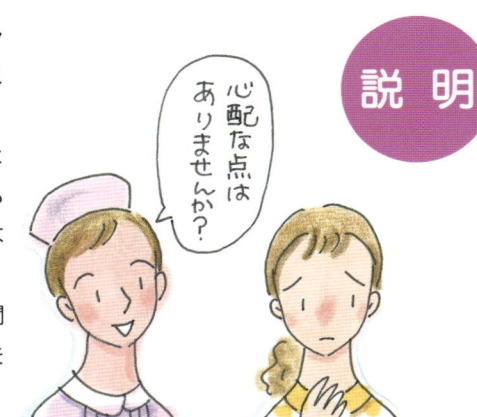

説明
心配な点はありませんか？

気道に管を入れると聞いた患者さんは、不安・恐怖でいっぱい。患者さんの気持ち・疑問を引き出して対応することが大切です。管は5mm前後でたいへん細いこと、局所麻酔をするので大きな痛みはないこと、医師が熟練した技術で実施することを話し、できるだけ不安を和らげます。

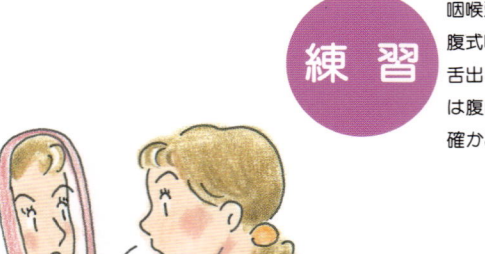

練習
咽喉頭麻酔時の舌出し、検査時の腹式呼吸は練習しておくと安心。舌出しは鏡をみながら、腹式呼吸は腹に手を当てて、上がり具合を確かめながら練習します。

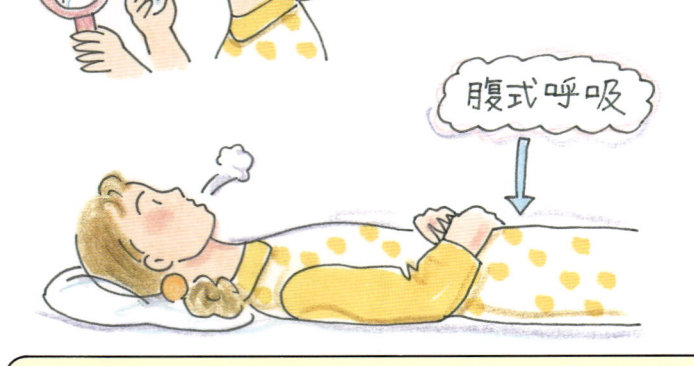

腹式呼吸

必要物品
気管支ファイバースコープ一式	膿盆・ガーゼ・ティッシュペーパー
マウスピース・吸引器	生検用固定液・プレパラート
咽喉頭麻酔用具	救急薬品・救急用具

検査時の介助

これから、検査開始！ ナースは患者さんのそばにつき、声をかけます。検査中は声を出せないため、手で合図する方法を確認。動いたり、無理に声を出すとのどを痛めることを話し、納得していただきます。

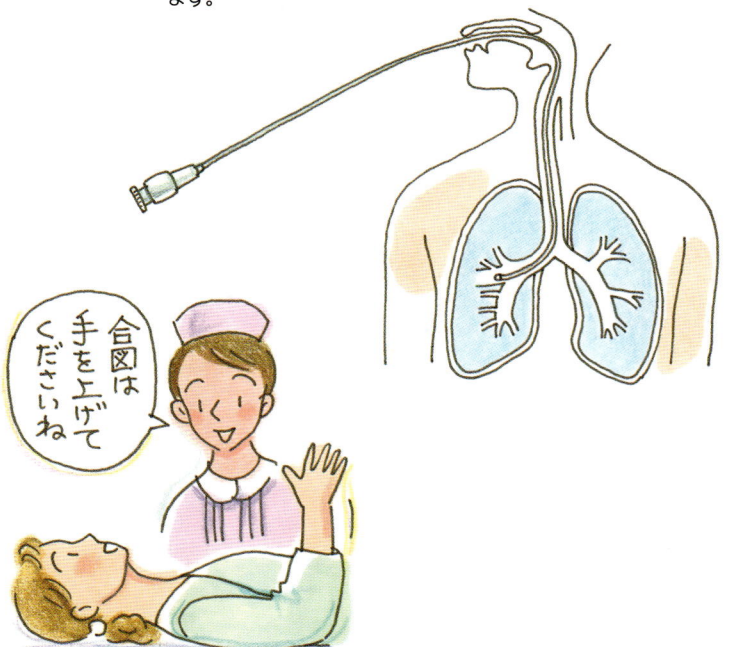

「合図は手を上げてくださいね」

「撮影がすみましたから、もうすぐですよ」
「体の力を抜き、腹式呼吸をすると楽になりますよ」
など、そのつど声をかけ、進行状況を伝えることが患者さんを励まし、スムーズな実施につながります。肩を支える・手を握るなどのケアも大切。

「力を抜くと楽になりますよ」

検査の方法

①咽喉頭麻酔を実施。
②患者さんの希望を確認し、目隠しをします。
③ファイバースコープの先端に局所麻酔用ゼリーを塗り、気管から気管支へと挿入します。
挿入中も適宜、局所麻酔薬を注入します。
④観察・写真撮影・生検などを実施します。
⑤ファイバースコープを抜去。引き続き、気管支造影を行うこともあります。

検査後はここに注意

● 検査後2時間は、禁飲食。少量の水を飲んでみて、麻酔の切れたことを確かめてから、食事をとっていただきます。
● 血痰や発熱に注意。血痰が増強する場合は、主治医に連絡を。
● 経気管支的肺生検を行った場合は、気胸（胸痛・呼吸困難など）の合併に注意。
● 麻酔薬の副作用（血圧降下・呼吸抑制・痙攣・不安など）に注意。

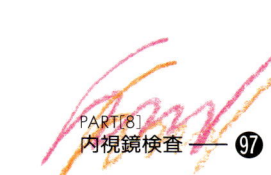

GASTRODUODENOFIBERSCOPY
胃・十二指腸ファイバースコピー

説明はここがポイント
- 「口からファイバースコープを入れて、胃や十二指腸の中を直接観察したり、写真を撮って診断します。組織をとったり、薬を注入することもあります」と説明。質問も十分に聞き、納得して検査を受けていただきます。
- 患者さんの不安や疑問をよく聞いて、緊張をほぐす心づかいを。
- 前日の夕食後から検査終了後まで禁飲食。茶やジュースのほか、薬も飲まないことを話します。

検査の準備
- 感染症・出血傾向の有無を確認。
- 前日の夕食後から、検査終了後まで禁飲食。薬も不可。
- 検査前にうがいと排泄をすませます。
- 義歯・眼鏡・装身具などのほか、胸腹部をしめつける衣服、ブラジャーなどをとります。

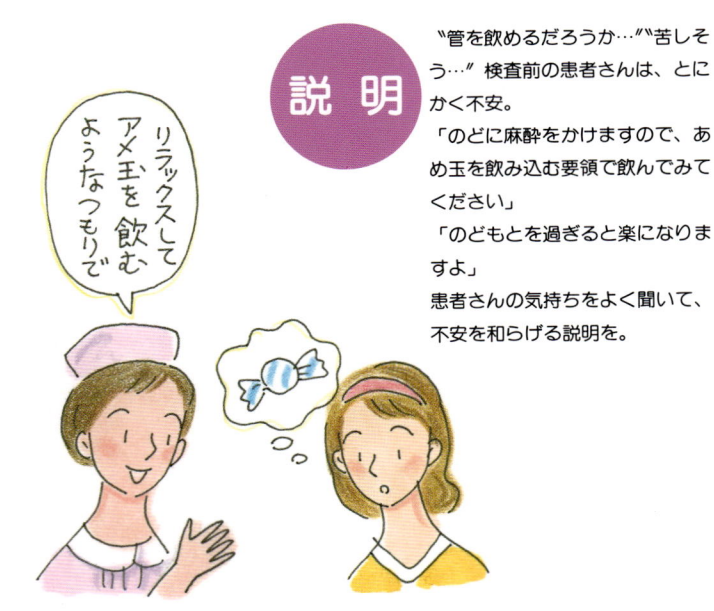

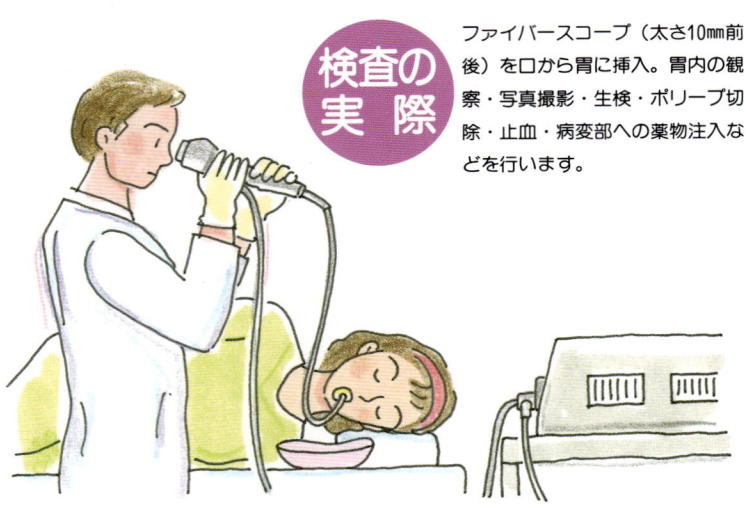

説明
"管を飲めるだろうか…""苦しそう…" 検査前の患者さんは、とにかく不安。
「のどに麻酔をかけますので、あめ玉を飲み込む要領で飲んでみてください」
「のどもとを過ぎると楽になりますよ」
患者さんの気持ちをよく聞いて、不安を和らげる説明を。

（吹き出し）リラックスしてアメ玉を飲むようなつもりで

検査の実際
ファイバースコープ（太さ10mm前後）を口から胃に挿入。胃内の観察・写真撮影・生検・ポリープ切除・止血・病変部への薬物注入などを行います。

必要物品
- 胃ファイバースコープ一式
- 吸引器・マウスピース
- 消泡剤・消化管鎮痙薬・咽頭麻酔用具
- 膿盆・ガーゼ・ティッシュペーパー
- 標本固定液（10％ホルマリン）

検査時の介助

いよいよ検査開始。患者さんの緊張はピークに！ ナースは患者さんのそばにつき、声をかけます。検査中は声が出せないため、手で合図する方法を確認。無理に声を出したり、管を引っ張るとのどを痛めることを話し、納得していただきます。

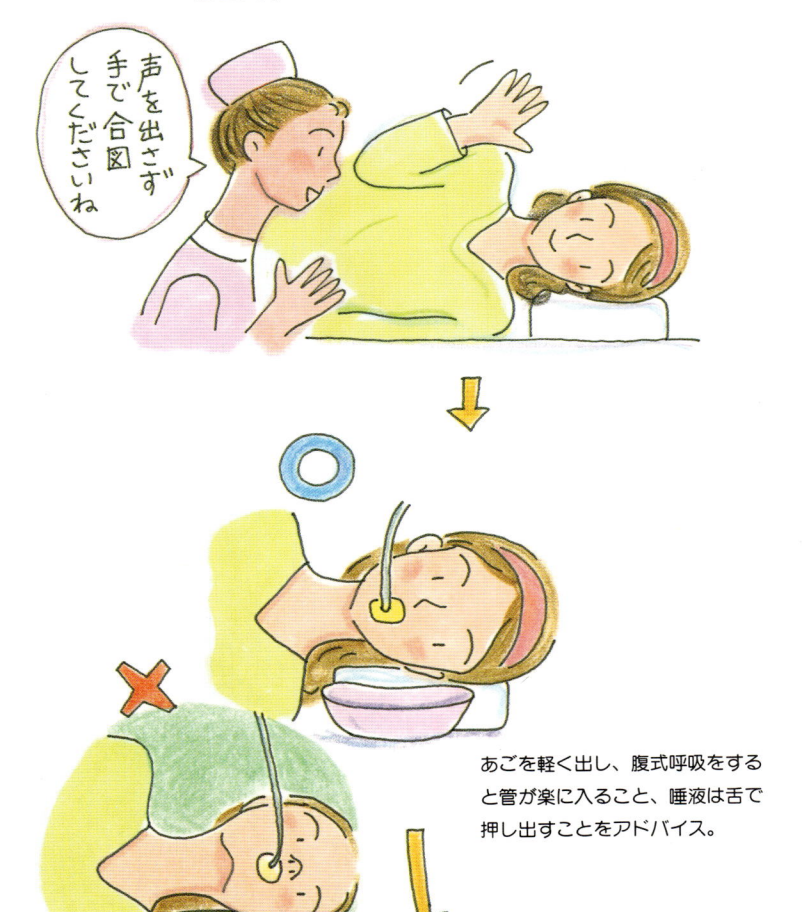

「声を出さず手で合図してくださいね」

あごを軽く出し、腹式呼吸をすると管が楽に入ること、唾液は舌で押し出すことをアドバイス。

胃内に空気を入れることを声かけ。ゲップをがまんするよう話します。

「ゲップはがまん！」

検査の方法

①消泡剤を与え、消化管鎮痙薬を注射。
②咽頭麻酔を実施。
③患者は、検査台で左側臥位をとり、マウスピースをくわえます。
④医師がファイバースコープを挿入し、送気を行いながら胃または十二指腸内を観察、撮影。場合により生検・ポリープ切除・薬剤注入などを行います。
⑤ファイバースコープを抜去。

検査後はここに注意

●検査終了後は、咽喉頭部痛や嘔気に注意し、落ち着くまで（30分くらい）、安静臥床。生検を行った場合は、さらに長く安静に。
●麻酔が切れるまで（約2時間）、禁飲食。
●腹部痛・咽頭痛、のどからの出血、下血が夜間まで続く時は主治医に連絡を。

COLONOFIBERSCOPY
大腸ファイバースコピー

説明はここがポイント

● 「肛門からファイバースコープを入れて、大腸の内側を観察したり、写真を撮って診断します。組織を少しとったり、ポリープを切除することもあります」と説明。

● 検査時には、腸内が空になっていることが必要。前夜に下剤を服用、当日の朝は禁飲食とし、浣腸を行うことを話します。

● "肛門に管を入れる"検査は、患者さんには恥ずかしく、心の負担になりがち。不安や疑問をよく聞いて、できるだけ気持ちをほぐすよう努めます。

検査の準備

● 前日に入浴、または陰部洗浄。肛門部を清潔にしておきます。

● 前夜に下剤を服用。

● 当日の朝から、禁飲食。

● 検査前2時間までに、大量浣腸（生理食塩液または微温湯500〜1000mℓ）を2回、行います。浣腸液は、必ず人肌に温めて使用。

● 眼鏡や義歯・装身具をとり、検査着に着替えます。

説明

"どうして、こんな恥ずかしい検査をしなければならないんだろう"肛門へのファイバースコープの挿入は、患者さんには心の負担。必要性を話し、患者さんの気持ちをよく聞いて、不安を和らげる心配りが必要です。

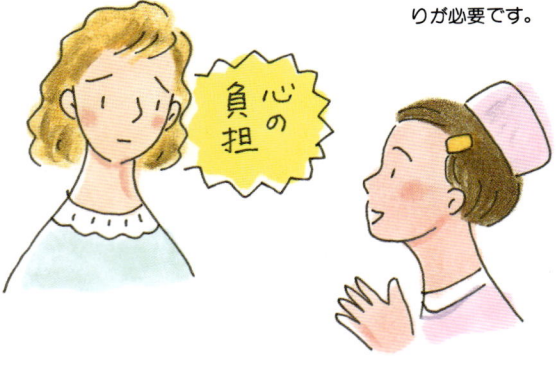

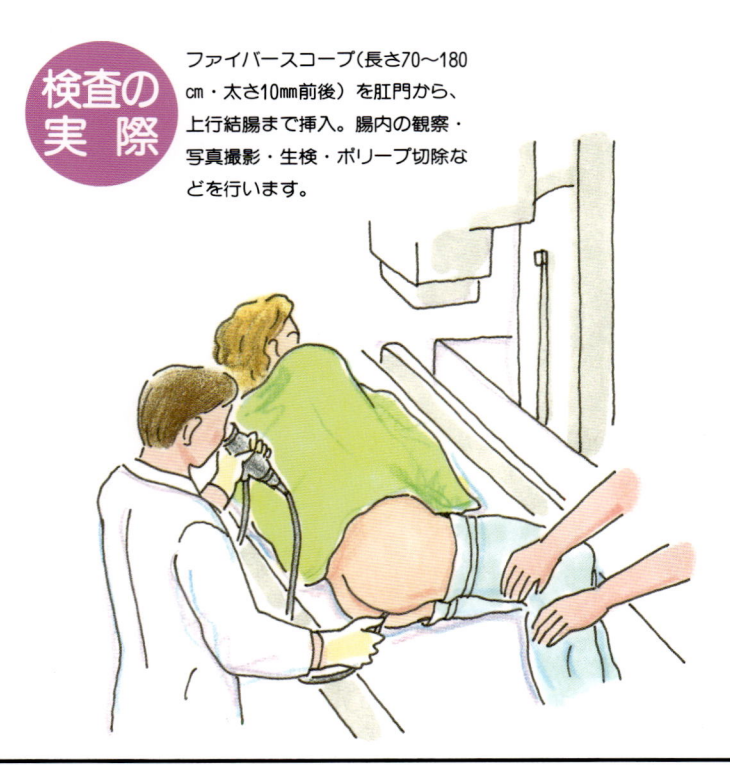

心の負担

検査の実際

ファイバースコープ（長さ70〜180cm・太さ10mm前後）を肛門から、上行結腸まで挿入。腸内の観察・写真撮影・生検・ポリープ切除などを行います。

検査時の介助

検査開始前、患者さんは緊張と不安で体をこわばらせています。ナースは「楽にしてくださいね」と声をかけ、気持ちをほぐす心づかいを。挿入時、痛みがあればがまんせず、すぐに伝えるよう話しておきます。

「楽にしてくださいね」

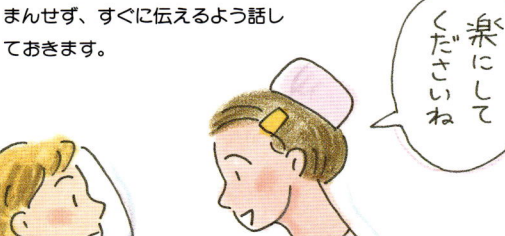

挿入時は、腹圧をかけずに、口呼吸をするよう声をかけます。

曲がりくねった腸管への挿入であるため、痛みを伴うこともあります。「もう少しですよ」など、声をかけながら、手を握ったり、肩を支えるといったケアが、患者さんを励まします。

検査後

検査後は、肛門部をお湯でふきます。腹痛と肛門よりの出血に注意。

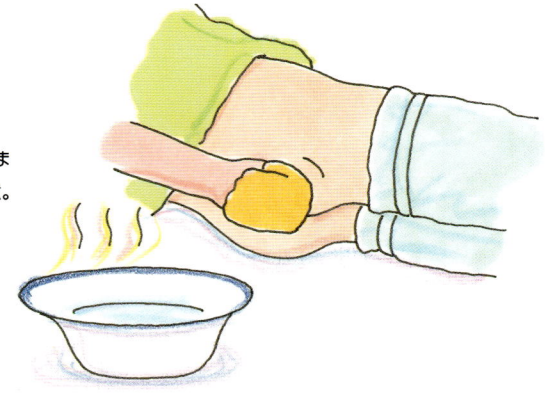

検査の方法

①検査台で側臥位をとります。
②スクリーンをし、バスタオルで上半身を覆い、保温と羞恥心に配慮します。
③ファイバースコープの先に潤滑油を塗ります。
④スコープを挿入。送気をしながら観察します。X線透視下で、挿入することもあります。
⑤検査終了後は、肛門部を清拭。

検査後はここに注意

●検査後1〜2時間は、床上安静。
●肛門部よりの出血や腹痛がないか、観察します。

必要物品

大腸ファイバースコープ一式	注射器
潤滑油	吸引器
膿盆・ガーゼ・足袋	標本固定液（10％ホルマリン）

LAPAROSCOPY
腹腔鏡検査

説明はここがポイント
- 医師が患者と家族に検査の説明を行い、承諾書をとります。ナースは、医師の説明を補い、患者さんの緊張や不安を和らげる心づかいを。
- 「おなかに小さな穴を開け、空気を入れて膨らまし、内視鏡を入れて臓器を観察します」と説明。空気を入れるのでおなかが張ること、写真を撮ることもあること、肝生検を行う場合は、それについても話しておきます。
- 手術に比べ傷も小さく、操作も少ないため、検査後、強い痛みは少ないことを話します。
- 検査後24時間は、床上安静となることを話します。

検査の準備
- 感染症の有無・腹部X線写真・出血時間・血球計算値など、検査データをそろえておきます。
- 事前に、床上排泄の練習をしておくと安心です。
- 前日に、腹部を剃毛。入浴または清拭を行います。
- 検査前1食は、禁飲食。
- 検査前に排泄をすませ、眼鏡や義歯・装身具をとって、検査着に着替えます。
- 指示により前与薬。

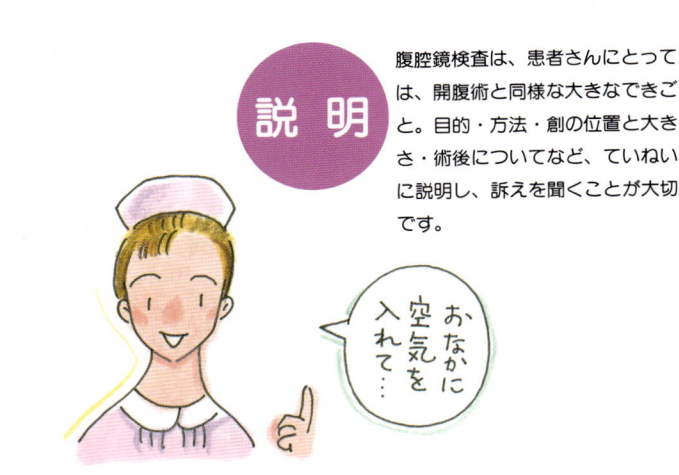

説明　腹腔鏡検査は、患者さんにとっては、開腹術と同様な大きなできごと。目的・方法・創の位置と大きさ・術後についてなど、ていねいに説明し、訴えを聞くことが大切です。

「おなかに空気を入れて…」

検査の実際　腹腔に空気を注入後、腹腔鏡を挿入し、目的臓器の観察を行います。腹腔鏡観察下で、肝生検を行うこともあります。

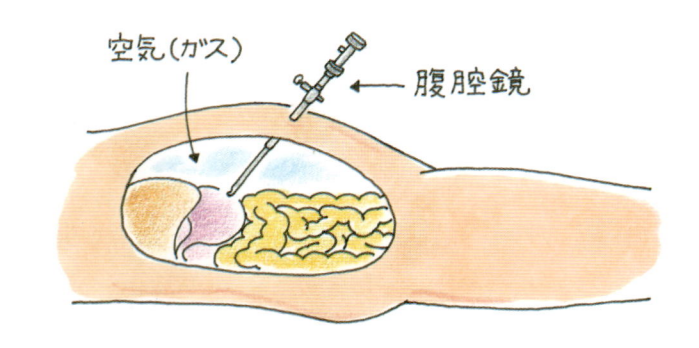

空気(ガス)　←腹腔鏡

必要物品
- 腹腔鏡一式
- 人工気腹用具
- 局所麻酔用トレー(注射器・注射針・局所麻酔薬)
- 術野滅菌用具(穴あき四角布・ガーゼ・綿球・消毒薬など)
- 滅菌ゴム手袋・滅菌手術衣
- メス・鑷子・鉗子・鋏刀
- 皮膚縫合用具
- 輸液セット・救急セット(肝生検時)
- 肝臓生検針・10%ホルマリン
- 砂嚢

検査の介助

ナースは患者さんの顔色やバイタルサインに注意し、変化があればすぐに術者に伝えます。

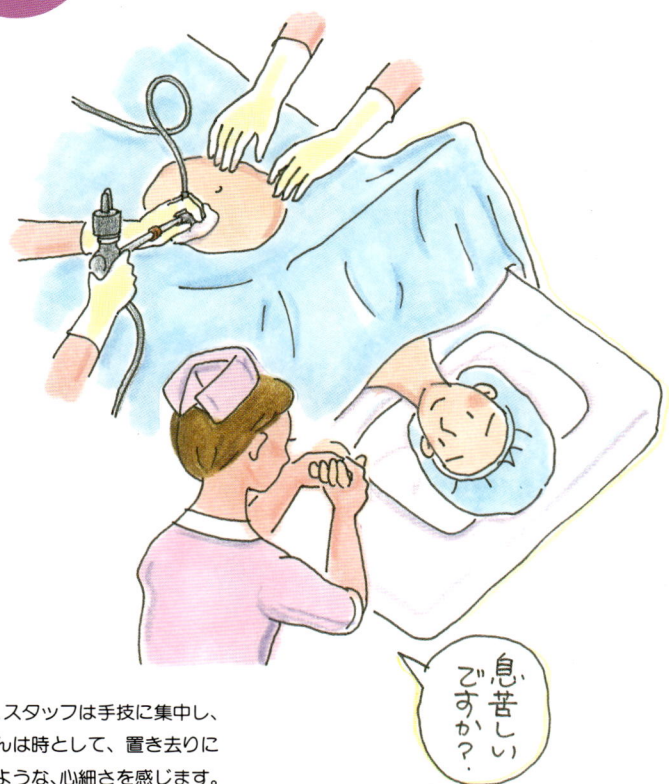

検査中、スタッフは手技に集中し、患者さんは時として、置き去りにされたような、心細さを感じます。ナースは、患者さんに途中経過を伝えたり、「息苦しくないですか」など、そのつど声をかけます。手を握る・肩を支えるなどのケアも、患者さんを安心させます。

「息苦しいですか?」

実施中、スタッフ間の会話に注意。患者さんに誤解を与えたり、病状にいらぬ心配をする原因になることがあります。

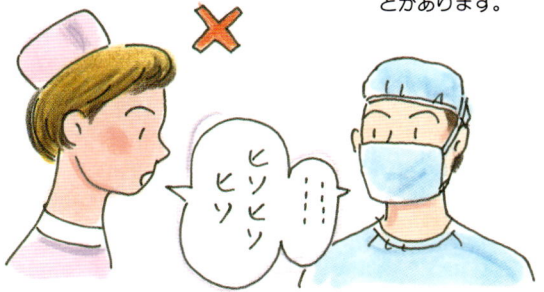

検査の方法

①脈拍・血圧を測定後、輸液開始。
②腹部を広範囲に、消毒。滅菌四角布で覆います。
③臍と左前腸骨棘を結ぶ線上の、外1／3の部分を目安として局所麻酔し、気腹針で穿刺します。2～3ℓの送気をゆっくり行います。
④臍の左上に局所麻酔を行い、約1cm、切開。止血後、外套管を装着した套管針を挿入し、套管針を抜去します。
⑤腹腔鏡を挿入し、観察・撮影を行います。
⑥腹腔鏡を抜き、腹腔内の空気を外套管から静かに排出。外套管を抜きます。
⑦切開創を縫合し、消毒。滅菌ガーゼを当て、腹帯をします。

検査後はここに注意

● 検査後24時間は、床上安静。
● 腹腔内の出血や創部からの出血はないか、検査後6時間くらいは、定期的に観察。
さらに、腹満感・息苦しさ・創部痛・肩への放散痛・発熱の有無も観察します。
● 検査中の出血量・空気注入量と抜気量・使用薬品・被検者のようすをもれなく記録しておきます。
● 縫合部の抜糸は、一般に7日後。清潔と出血に注意します。入浴は、抜糸まで禁止。
● 肝生検を行った場合は、肝生検の項（P.67）参照。

PART 8 内視鏡検査

CYSTOSCOPY
膀胱鏡検査

説明はここがポイント
- 「尿道から膀胱鏡を入れ、膀胱や尿道の内部を直接、観察します」と説明。
- 前日に入浴などを行い、外陰部・会陰部・肛門部を清潔にしておくよう話します。
- 尿道から内視鏡を入れる検査に、羞恥心を感じない人はいません。患者さんの気持ちを受けとめ、訴えをよく聞きます。
- 男性の場合は、尿道が長くて曲がっているため、挿入時に痛むことがあること、がまんできない時は、すぐに知らせるよう話しておきます。
- ほかの人のいる前で、大声での説明は禁物。

検査の準備
- 医師またはナースが、検査の目的や方法を話し、承諾を得ます。
- 前日に入浴または陰部洗浄を行い、陰部周辺を清潔にします。
- 出血時間・感染症の有無などの検査データ、X線写真をそろえておきます。
- すべて無菌操作のため、消毒済みの物品を用意。

説明　膀胱鏡は、患者さんに恥ずかしい思いを強いる検査。ていねいに説明し、疑問や不安を受けとめます。

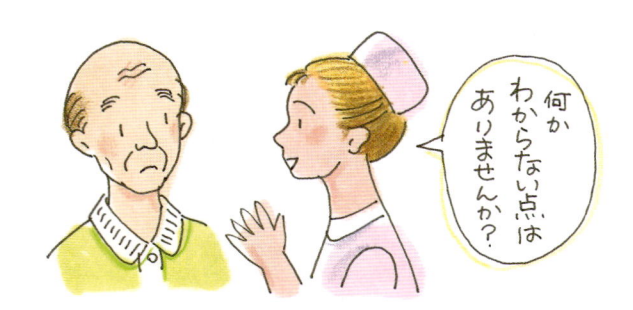

「何かわからない点はありませんか？」

検査の実際　尿道口から、膀胱に内視鏡（太さ4〜9mm程度）を挿入。膀胱・尿道内を観察します。
写真撮影・生検・結石摘除・腫瘍切除などを行うこともあります。

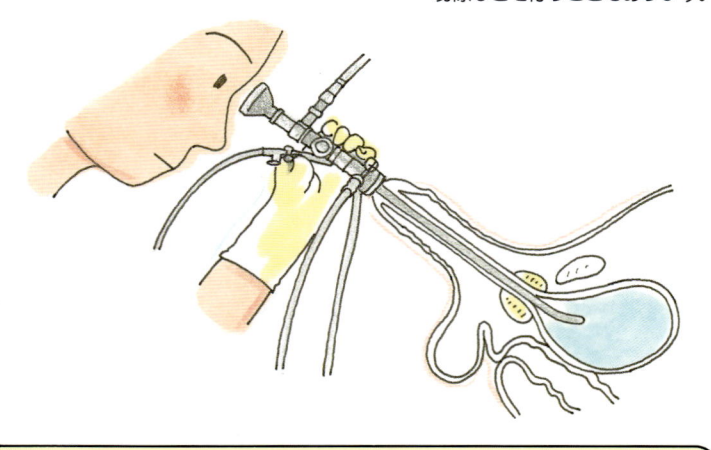

必要物品
- 膀胱鏡一式
- 消毒用トレー
- 局所麻酔用ゼリー
- 膀胱洗浄用滅菌水（体温程度に温める）
- 点滴セット（滅菌水注入用）
- 滅菌ゴム手袋
- 鑷子または鉗子・膿盆・足袋

検査の介助

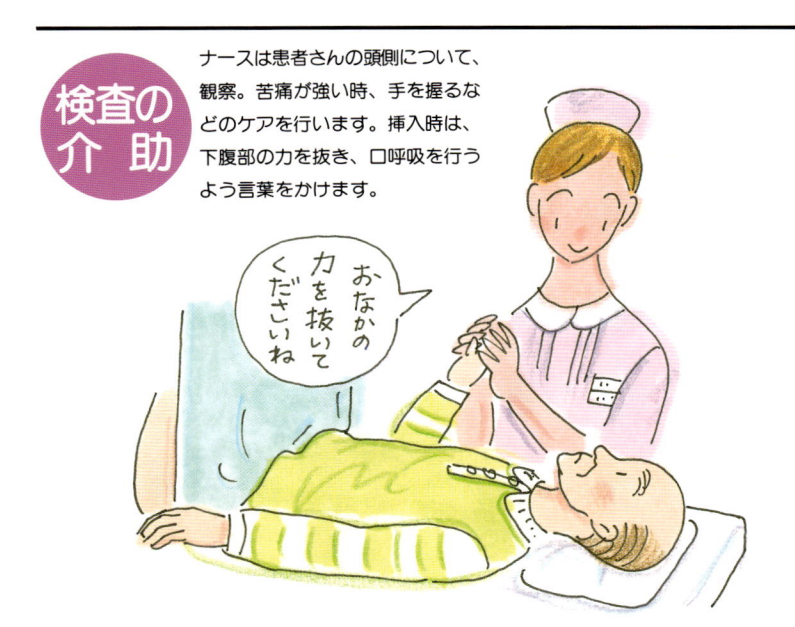

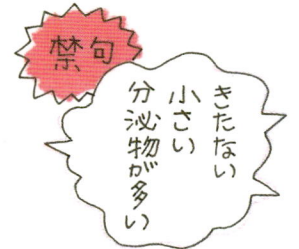

ナースは患者さんの頭側について、観察。苦痛が強い時、手を握るなどのケアを行います。挿入時は、下腹部の力を抜き、口呼吸を行うよう言葉をかけます。

「おなかの力を抜いてくださいね」

禁句
「きたない」「小さい」「分泌物が多い」

スタッフ間の不用意な私語にも、注意が必要。患者さんの誤解を招き、感情を傷つけることがあります。

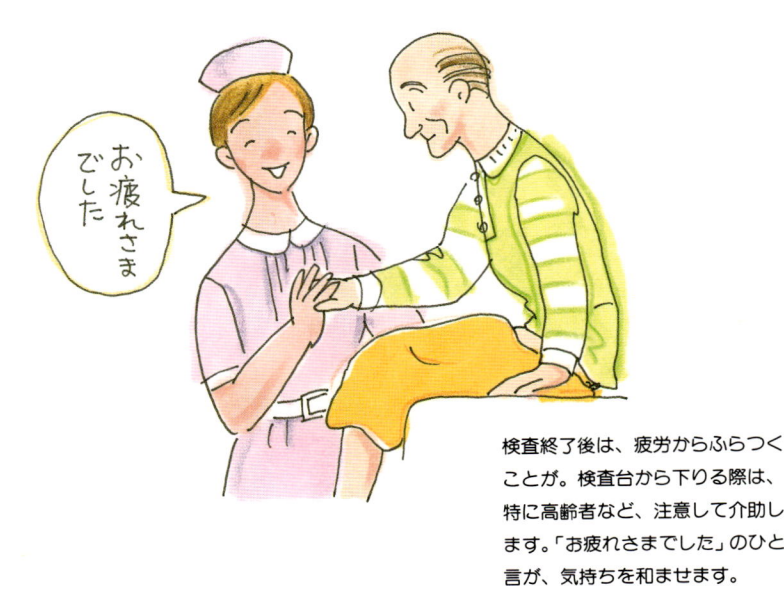

「お疲れさまでした」

検査終了後は、疲労からふらつくことが。検査台から下りる際は、特に高齢者など、注意して介助します。「お疲れさまでした」のひと言が、気持ちを和ませます。

検査の方法

① 下着をとり、検査台で截石位をとります。スクリーンをし、足袋をつけ、余分な露出を避けます。
② 外尿道口を消毒。
③ 男性の場合、尿道に局所麻酔用ゼリーを注入。10～15分、クランプします。女性の場合は、膀胱鏡の外套先端に局所麻酔用ゼリーを塗ります。
④ 膀胱鏡外套（内套を含む）を挿入。
⑤ 内套を抜き、尿を出して膀胱を空にします。
⑥ 滅菌水を注入し、膀胱洗浄。膀胱の容量測定も行います。
⑦ 光学視管を挿入し、膀胱内・尿道内を観察。
⑧ 膀胱鏡を抜き、痛みや出血の程度を確認します。

検査後はここに注意

● 薄い血尿と排尿時痛が、2日ほど続くことがあるのを伝えます。血尿が増悪する場合や、5～8時間たっても排尿がない場合は、連絡するよう話しておきます。
● 感染や凝血予防のため、水分を十分とるよう話します（1000～1500mℓ／日程度）。

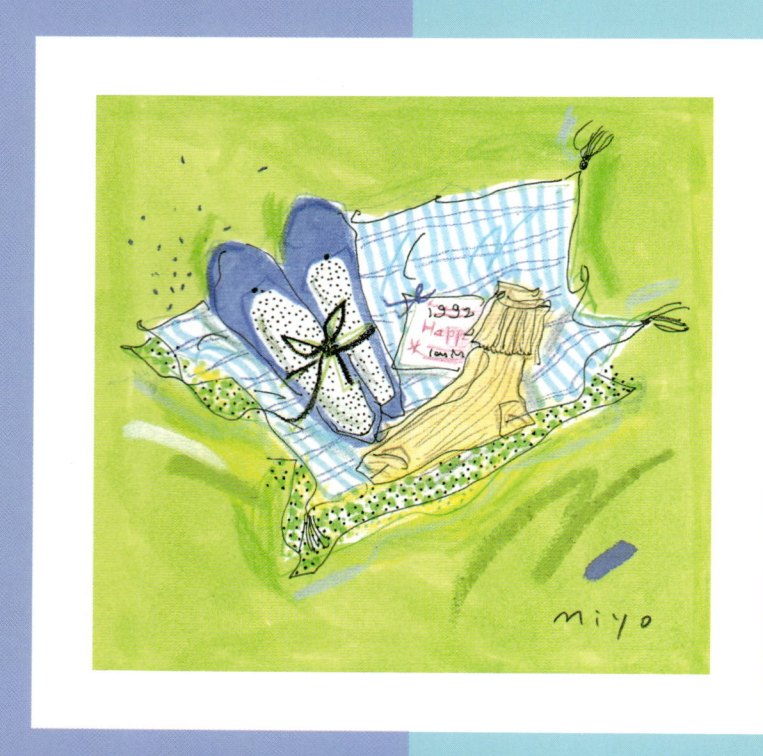

PART [9]
RI検査

RIを使った検査の目的は、さまざま。どの部位を、どのような方法で検査するのかを患者さんには、きちんと説明します。検査は管理区域内で行いますが、ナースも、RI取り扱いの基本を知っておくことが必要です。

RADIOISOTOPIC EXAMINATION
RI検査

説明はここがポイント

- シンチグラフィの場合は、「放射性同位元素（RI＝ラジオアイソトープ）を投与した後、検出器で体内のRIの分布を調べる検査です。目的の臓器を描き出し、診断と治療に役立てます」と説明。
- そのほか、それぞれの検査に合わせ、目的と方法を説明します。
- "放射性"と聞くと、患者さんの中には、それだけで不安を抱く人がいます。検査用の放射性医薬品を少し使用するだけなので、体に害はないことを話し、納得していただきます。

検査の方法

シンチグラフィ
- RIを投与後、一定の時間をおいて、シンチカメラやシンチスキャナーで体内のRI分布を測定し、画像化します。

レノグラム
- RIを投与後、検出器で、左右の腎臓にRIが取り込まれ、排泄されていくようすを、グラフに描出します。

検体検査
- RIを投与後、一定の時間をおいて、血液や尿などを採取。RIを検出し、排泄率などから生体の機能を調べます。

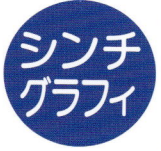

シンチグラフィ

目的に合ったRIを、多くは静脈注射、そのほか経口・穿刺などの方法で与えます。一定の時間をおいた後、シンチカメラやシンチスキャナーで、体内のRIを検出し、目的臓器などを画像化します。
RIがある臓器に取り込まれ、排泄されていくようすを、経時的に観察することもできます。

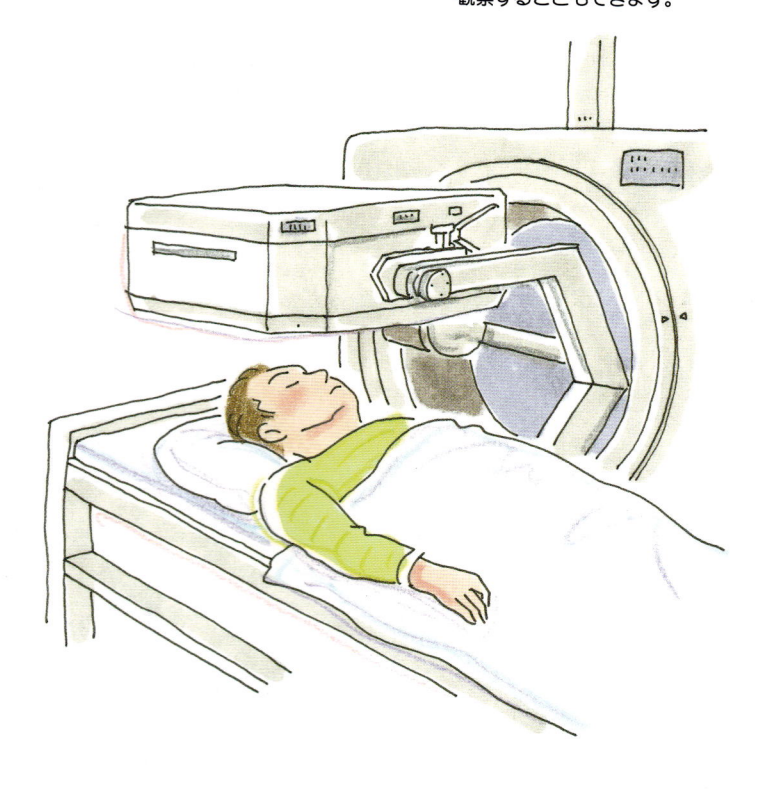

脳シンチグラフィ・腫瘍シンチグラフィ・骨シンチグラフィなどのほか、各臓器や血管系のシンチグラフィが行われています。
RIの種類によって、取り込まれる臓器が決まっており、目的に合ったRIが使用されます。

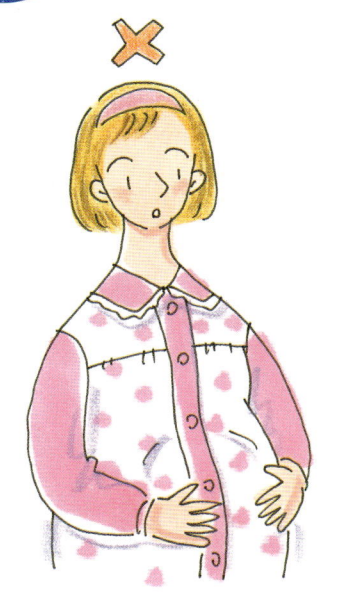

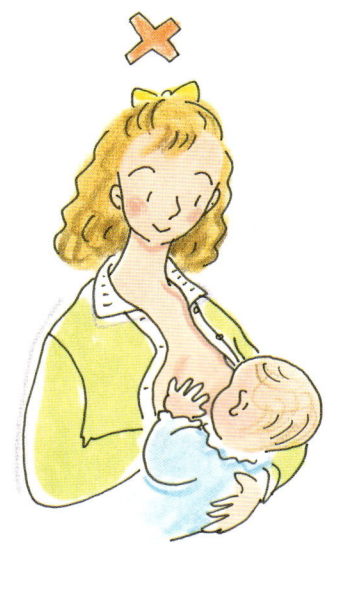

検査後はここに注意

●検査後は、患者の尿や汗、便からRIが排泄されるので、取り扱いに注意。蓄尿は控えます。
血液中にも含まれるので、尿・便・血液の検査は行わないようにします（1〜10日間）。

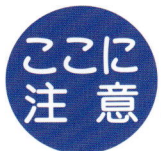

ここに注意
妊婦や授乳中の女性には、RI検査は禁忌。必ず申し出ていただきます。

脳のRI検査を行う人の中には、麻痺や体動困難、痴呆などがある場合もあります。検査室にその旨を伝え、必要なケアが受けられるよう心配りをします。

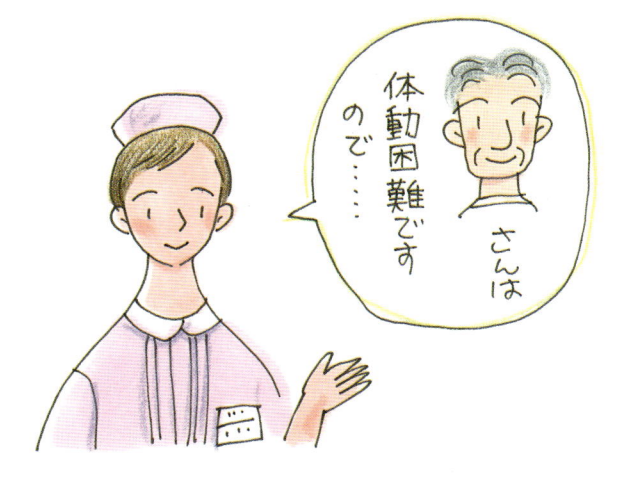

○○さんは体動困難ですので……

RIを取り扱う際の注意

●RIを扱う時は、必ず、汚染防止用の手袋を使用。注射器や注射針は、使い捨てのものを使い、1回ごとに決められた方法で処分します。

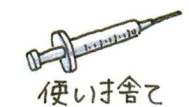

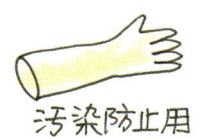

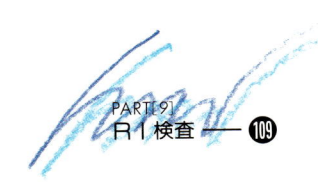

使い捨て　汚染防止用

RADIOISOTOPIC EXAMINATION

脳のRI検査

脳シンチグラフィでは、ＲＩの脈絡叢・鼻腔・副鼻腔・口腔粘膜・唾液腺への集積を抑制するため前処置として過塩素酸カリウム（経口）・硫酸アトロピン（注射）を与えます。

脳槽シンチグラフィでは、ＲＩを腰椎穿刺により、脊髄腔内に注入します。検査前1食は、禁飲食となります。

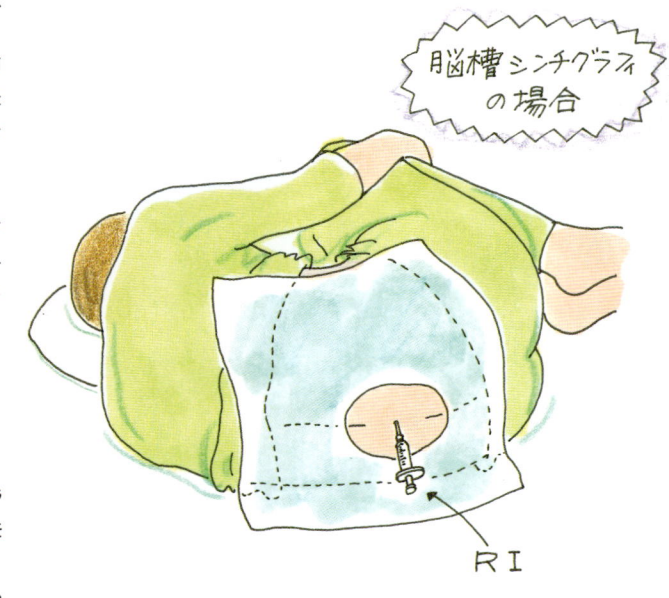

脳槽シンチグラフィの場合

ＲＩ

甲状腺のRI検査

甲状腺摂取率や甲状腺シンチグラフィでは、検査に放射性ヨウ素を使用します。
このため、検査1〜2週間前からヨード制限食を実施し、検査に影響が出ないようにします。
海藻や寒天（ゼリー）などのほか、ヨード造影剤を使った検査、ルゴールやヨードチンキも禁止。
甲状腺ホルモンや抗甲状腺薬も一時、中止します。

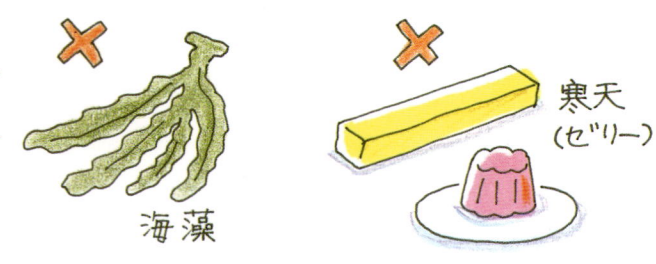

海藻

寒天（ゼリー）

ヨードチンキ　ルゴール

甲状腺ホルモン

抗甲状腺薬

ヨード制限食

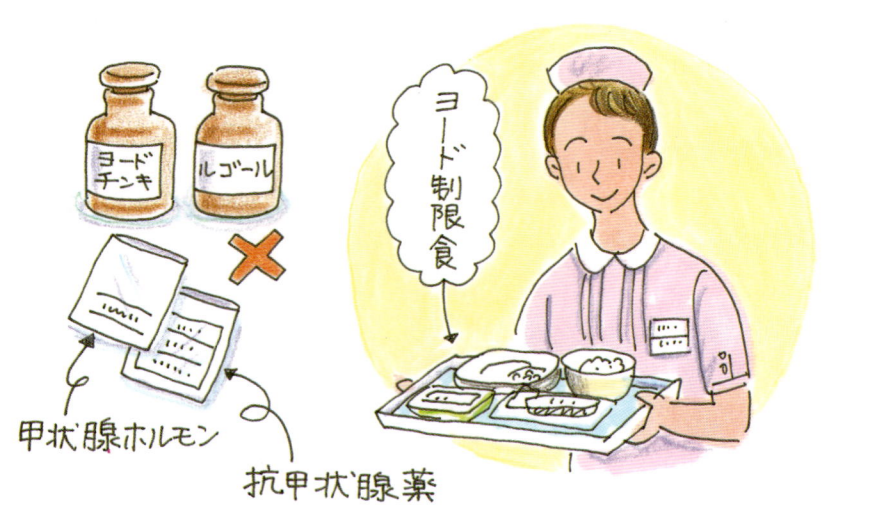

腎臓のRI検査

レノグラム検査（腎臓の働きをカーブで描出）の場合は、検査前30分に水を300〜400mlとります。シンチグラフィで、RIの取り込みから排泄までを、連続画像にし、この過程をコンピュータでレノグラムとして描出します。

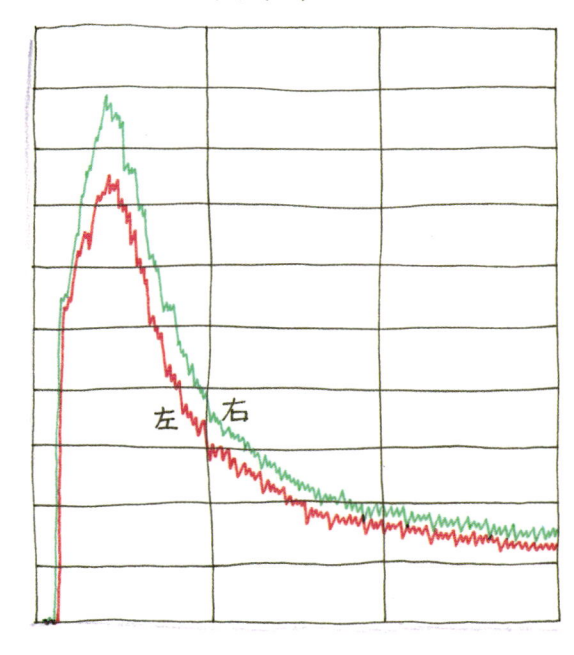

レノグラム

左　右

腫瘍のRI検査

腫瘍シンチグラフィで、^{67}Ga-クエン酸ガリウム使用の場合は、RIを静注して2〜3日後に撮像を行います。この間に、腸管にRIが集積するため、腹部の検査では、前日に下剤を与え、当日に浣腸を実施します。腸管内に排泄されたRIを取り除くためです。
当日、検査前は禁飲食。

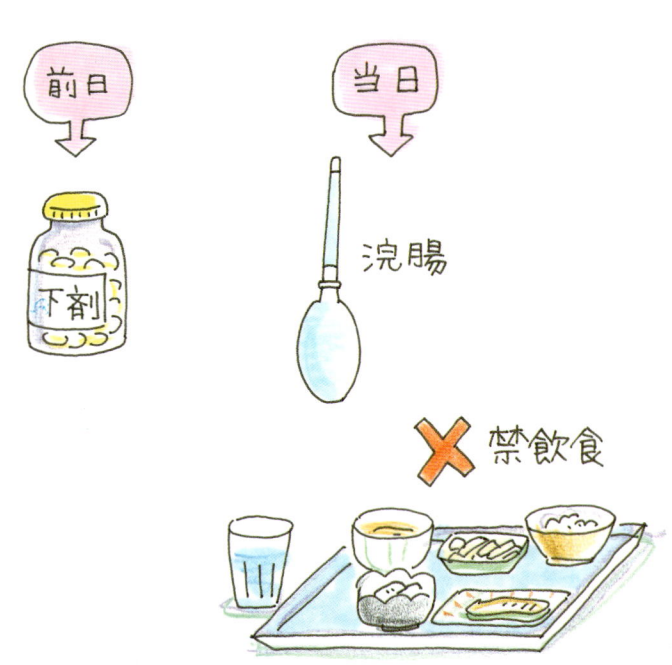

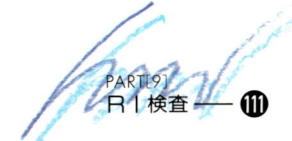

前日　下剤

当日　浣腸

✗ 禁飲食

〈監修〉　　　　　〈イラスト〉
中村美知子／三浦　規　大中美智子／めぐろみよ
〈編集〉　　　　　〈デザイン〉
小沢ひとみ　　　　荻野　寬

ケアのこころ シリーズ③
検査とケア

1992年4月10日　初版第1刷発行
1994年5月10日　2版第1刷発行
1997年5月15日　3版第1刷発行
2004年6月15日　3版第2刷発行
2005年2月3日　4版第1刷発行

[発 行 人] 赤土正幸
[発　　行] 株式会社インターメディカ
　　　　　　〒102-0072
　　　　　　東京都千代田区飯田橋2-14-2
　　　　　　電話03(3234)9559
[印　　刷] 大平印刷株式会社

定価：本体1,500円（税別）
ISBN4-89996-113-8